专家与您面对面

月经不调

主编 / 刘红旗　刘月梅

中国医药科技出版社

图书在版编目（CIP）数据

月经不调 / 刘红旗，刘月梅主编 . -- 北京：中国医药科技出版社，2016.1

（专家与您面对面）

ISBN 978-7-5067-7643-1

Ⅰ.①月…　Ⅱ.①刘…②刘…　Ⅲ.①月经失调 - 防治　Ⅳ.① R711.51

中国版本图书馆 CIP 数据核字 (2015) 第 144657 号

专家与您面对面——月经不调

美术编辑　陈君杞

版式设计　大隐设计

出版　中国医药科技出版社

地址　北京市海淀区文慧园北路甲 22 号

邮编　100082

电话　发行：010-62227427　邮购：010-62236938

网址　www.cmstp.com

规格　880 × 1230mm $\frac{1}{32}$

印张　5 $\frac{1}{4}$

字数　82 千字

版次　2016 年 1 月第 1 版

印次　2020 年 5 月第 3 次印刷

印刷　北京九天众诚印刷有限公司

经销　全国各地新华书店

书号　ISBN 978-7-5067-7643-1

定价　19.80 元

本社图书如存在印装质量问题请与本社联系调换

内容提要

月经不调怎么防？怎么治？本书从"未病先防，既病防变"的理念出发，分别从基础知识、发病信号、鉴别诊断、综合治疗、康复调养和预防保健六个方面进行介绍，告诉您关于月经不调您需要知道的有多少，您能做的有哪些。

阅读本书，让您在全面了解月经不调的基础上，能正确应对月经不调的"防"与"治"。本书适合月经不调患者及家属阅读参考，凡患者或家属可能存在的疑问，都能找到解答，带着问题找答案，犹如专家与您面对面。

专家与您面对面

丛书编委会（按姓氏笔画排序）

前言

"健康是福"已经是人尽皆知的道理。有了健康，才有事业，才有未来，才有幸福；失去健康，就失去一切。那么什么是健康？健康包含三个方面的内容，身体好，没有疾病，即生理健康；心理平衡，始终保持良好的心理状态，即心理健康；个人和社会相协调，即社会适应能力强。健康不应以治病为本，因为治病花钱受罪，事倍功半，是下策。健康应以养生预防为本，省钱省力，事半功倍，乃是上策。

然而，污染的空气、恶化的水源、生活的压力等等，来自现实社会对健康的威胁却越来越令人担忧。没病之前，不知道如何保养，一旦患病，又不知道如何就医。基于这种现状，我们从"未病先防，既病防变"的理念出发，邀请众多医学专家编写了这套丛书。丛书本着一切为了健康的目标，遵循科学性、权威性、实用性、普及性的原则，简明扼要地介绍了100种疾病。旨在提高全民族的健康与身体素质，消除医学知识的不对等，把健康知识送到每一个家庭，帮助大家实现身心健康的理想。本套丛书的章节结构如下。

第一章 疾病扫盲——若想健康身体好，基础知识须知道；

第二章 发病信号——疾病总会露马脚，练就慧眼早明了；

第三章 诊断须知——确诊病症下对药，必要检查不可少；

第四章 治疗疾病——合理用药很重要，综合治疗效果好；

第五章 康复调养——三分治疗七分养，自我保健恢复早；

第六章 预防保健——运动饮食习惯好，远离疾病活到老。

按照以上结构，作者根据在临床工作中的实践体会，和就诊时患者经常提出的一些问题，对100种常见疾病做了系统的介绍，内容丰富，深入浅出，通俗易懂。通过阅读，能使读者在自己的努力下，进行自我保健，以增强体质，减少疾病；一旦患病，以利尽早发现，及时治疗，早日康复，将疾病带来的损害降至最低限度。一书在手，犹如请了一位与您面对面交谈的专家，可以随时为您答疑解惑。丛书不仅适合患者阅读，也适用于健康人群预防保健参考所需。限于水平与时间，不足之处在所难免，望广大读者批评、指正。

编者

2015 年 10 月

目录

第2章　发病信号
——疾病总会露马脚，练就慧眼早明了

第5章　**康复调养**
　　——三分治疗七分养，自我保健恢复早

第6章　**预防保健**
　　——运动饮食习惯好，远离疾病活到老

第 1 章

疾病扫盲

若想健康身体好，基础知识须知道

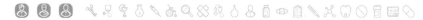

女性外生殖器是如何构成的

女性生殖系统分为外生殖器和内生殖器。女性外生殖器又称外阴，指生殖器官的外露部分，包括两股内侧从耻骨联合到会阴之间的组织。

（1）阴阜。耻骨联合前方的皮肤隆起，皮下富有脂肪。青春期该部皮肤开始生长阴毛，分布呈尖端向下的三角形。阴毛的密度和色泽存在种族和个体差异。

（2）大阴唇。邻近两股内侧的一对纵长隆起的皮肤皱襞，起自阴阜，止于会阴。两侧大阴唇前端为子宫圆韧带终点，后端在会阴体前相融合，分别形成阴唇的前、后联合。大阴唇外侧面与皮肤相同，内有皮脂腺和汗腺，青春期长出阴毛；其内侧面皮肤湿润似黏膜。大阴唇皮下脂肪层含有丰富的血管、淋巴管和神经，受伤后易出血形成血肿。两侧大阴唇，未婚妇女自然合拢；经产妇由于受分娩的影响向两侧分开；绝经后由于激素水平低呈萎缩状，阴毛稀少。

（3）小阴唇。位于大阴唇内侧的一对薄皱襞。表面湿润、色褐、无毛，富含神经末梢，故非常敏感。两侧小阴唇在前端相互融合，并分为前后两叶包绕阴蒂，前叶形成阴蒂包皮，后叶形成阴蒂系带。小阴唇后端与大阴唇后端相会合，在正中线形成阴唇系带。

（4）阴蒂。位于两小阴唇顶端的联合处，系与男性阴茎相似的海绵体组织，具有勃起性。它分为三部分，前端为阴蒂头，显露于外阴，富含神经末梢，极敏感；中为阴蒂体；后为两个阴蒂脚，附着于两侧耻骨支。

（5）阴道前庭。两侧小阴唇之间的菱形区。其前为阴蒂，后为阴唇系带。在此区域内，前方有尿道外口，后方有阴道口，阴道口与阴唇系带之间有一浅窝，呈舟状窝（又称阴道前庭窝），经产妇因受分娩影响，此窝不复见。在此区域内尚有以下各部分。

①前庭球。又称球海绵体，位于前庭两侧，由具有勃起性的静脉丛构成，其前部与阴蒂相接，后部与前庭大腺相邻，表面被球海绵体肌覆盖。

②前庭大腺。又称巴氏腺，位于大阴唇后部，被球海绵体肌覆盖，如黄豆大，左右各一。腺管细长（1～2cm），向内侧开口于前庭后方小阴唇与处女膜之间的沟内。性兴奋时分泌黏液起润滑作用。正常情况下不能触及此腺。若因腺管口闭塞，可形成囊肿或脓肿，则能看到或触及。

③尿道口。位于阴蒂头后下方的前庭前部，略呈圆形。其后壁上有一对并列腺体称为尿道旁腺，其分泌物有润滑尿道口作用。此腺常有细菌潜伏。

④阴道口及处女膜。阴道口位于尿道口后方的前庭后部。其周缘覆有一层较薄的黏膜，称为处女膜。膜的两面均为鳞状上皮所覆盖，其间含有结缔组织、血管与神经末梢，有一孔，多在中央，孔的形状、大小及膜的厚薄因人而异。处女膜可在初次性交或剧烈运动时破裂，分娩时进一步破裂，产后仅留有处女膜痕。

女性内生殖器是如何构成的

女性内生殖器包括阴道、子宫、输卵管及卵巢，后两者合称子宫附件。

（1）阴道。为性交器官，也是月经血排出及胎儿娩出的通道。位于真骨盆下部中央，呈上宽下窄的管道，前壁长 7 ~ 9cm，与膀胱和尿道相邻；后壁长 10 ~ 12cm，与直肠贴近。上端包绕宫颈，下端开口于阴道前庭后部。环绕宫颈周围的部分称阴道穹隆。按其位置分前、后、左、右 4 部分，其中后穹隆最深，与盆腔最低部位的直肠子宫陷凹紧密相邻，临床上可经此处穿刺或引流。

（2）子宫。子宫是有腔的肌性器官，呈前后略扁的倒置梨形，重约 50g，长 7 ~ 8cm，宽 4 ~ 5cm，厚 2 ~ 3cm，宫腔容量约 5ml。子宫上部较宽称宫体，其上端隆突部分称宫底，宫底两侧为宫角，与输卵管相通。子宫下部较窄呈圆柱状称宫颈。宫体与宫颈的比例因年龄而异，婴儿期为 1 ∶ 2，成年妇女为 2 ∶ 1，老人为 1 ∶ 1。

宫腔为上宽下窄的三角形，两侧通输卵管，尖端朝下通宫颈管。在宫体与宫颈之间形成最狭窄的部分称子宫峡部，在非孕期长约 1cm，其上端因解剖上较狭窄，称解剖学内口；其下端因黏膜组织在此处由宫腔内膜转变为宫颈黏膜，称组织学内口。妊娠期子宫下部逐渐伸展变长，妊娠末期可达 7 ~ 10cm，形成子宫下段。宫颈内腔呈梭形称宫颈管，成年妇女长 2.5 ~ 3.0cm，其下端称宫颈外口。宫颈下端伸入阴道内的部分称宫颈阴道部；在阴道以上的部分称宫颈阴道上部。未产妇的宫颈外口呈圆形；已产妇的宫颈外口受分娩影响形成横裂，而分为前唇和后唇。

子宫位于盆腔中央，膀胱与直肠之间，下端接阴道，两侧有输卵管和卵巢。当膀胱空虚时，成人子宫的正常位置呈轻度前倾前屈位，主要靠子宫韧带及盆骨底肌和筋膜的支托作用。正常情况下宫颈下端处于坐骨棘水平稍上方，低于此水平即为子宫脱垂。

（3）输卵管。为精子与卵子相遇受精的场所，也是向宫腔运送受精卵的通道。为一对细长而弯曲的肌性管道，位于阔韧带的上缘内 2/3 部，内侧与宫角相连通，外端游离，与卵巢接近。全长 8 ~ 14cm。根据输卵管的形态由内向外分为 4 部分。

①间质部或称壁内部。为位于子宫壁内的部分，狭窄而短，长约1cm。

②峡部。在间质部外侧，管腔较窄，长2～3cm。

③壶腹部。在峡部外侧，管腔较宽大，长5～8cm。

④伞部。为输卵管的末端，长约1～1.5cm，开口于腹腔，游离端呈漏斗状，有许多细长的指状突起称输卵管伞，有"拾卵"作用。

（4）卵巢。卵巢为一对扁椭圆形的性腺，具有表面卵子和激素的功能。卵巢的大小、形状随年龄而有差异。青春期前，卵巢表面光滑；青春期开始排卵后，表面逐渐凹凸不平。成年妇女的卵巢约4cm×3cm×1cm，重5～6g，呈灰白色；绝经后卵巢萎缩变小变硬。卵巢位于输卵管的后下方，卵巢系膜连接于阔韧带后叶的部位有血管与神经出入卵巢称卵巢门。卵巢外侧以盆骨漏斗韧带连于骨盆壁，内侧以卵巢固有韧带与子宫相连。

卵巢表面无腹膜，由单层立方上皮覆盖称表面上皮。上皮的深面有一层致密纤维组织称卵巢白膜。再往内为卵巢实质，又分为皮质与髓质。皮质在外层，内有数以万计的始基卵泡及致密结缔组织；髓质在中央，无卵泡，含有疏松结缔组织及丰富的血管、神经、淋巴管以及少量与卵巢悬韧带相连续的平滑肌纤维，后者对卵巢运动有作用。

何谓月经和月经周期

月经：是指伴随卵巢周期性变化而出现的子宫内膜周期性脱落及出血。月经的出现是生殖功能成熟的标志之一。月经第一次来潮称月经初潮。月经初潮年龄多在 13 ~ 14 岁之间，但可能早在 11 ~ 12 岁，迟至 15 ~ 16 岁。16 岁以后月经尚未来潮者应当引起临床重视。出血的第 1 日为月经周期的开始，两次月经第 1 日的间隔时间称一个月经周期。一般为 28 ~ 30 天。每个妇女的月经周期有自己的规律性。正常月经持续时间为 2 ~ 7 日，多数为 3 ~ 6 日。多数学者认为每月失血量超过 80ml 即为病理状态。

月经血的特征如下。

（1）月经血呈暗红色，除血液外，还有子宫内膜碎片、宫颈黏液及脱落的阴道上皮细胞。

（2）月经血中含有前列腺素及来自子宫内膜的大量纤溶酶。

（3）纤溶酶对纤维蛋白的溶解作用，故月经血不凝，只有出血多的情况下出现血凝块。同时内膜组织含有其他活性酶，能破坏许多凝血因子，也妨碍血液凝固，以致月经血变成液体状态排出。

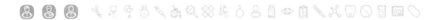

西医学是如何认识月经的周期性变化的

从青春期到更年期，子宫内膜受卵巢激素的影响，有周期性的改变并产生月经。子宫内膜的周期性变化，是由卵巢激素周期性的作用所引起，可分为以下4期。

（1）增生期。约在月经周期第5～14天，相当于卵泡发育成熟阶段。月经期子宫内膜剥脱后，在雌激素的作用下，子宫内膜基底层细胞增生、变厚、腺体增多而弯曲；间质逐渐增生变为致密；内膜血管增生呈螺旋状。

（2）分泌期。约为月经周期第15～23天，相当于排卵后黄体成熟阶段。黄体产生的大量雌激素和孕激素，使子宫增生期内膜继续增厚，腺体进一步扩大、弯曲，并出现分泌现象。间质疏松水肿、血管也急速增长，更加弯曲、内膜松软，含有丰富的营养物质，适宜于受精卵的种植和发育。

（3）月经前期。约在月经周期的第24～28天，相当于黄体退化阶段。黄体退化时，雌激素、孕激素水平很快下降，间质水肿消失而变为致密，血管受挤压而弯曲，使血流瘀滞。在来月经前4～24小时，内膜血管呈痉挛性收缩，使内膜缺血坏死，血管收缩后又舒张，以致破裂出血，在内膜层形成分散的小血肿，使内膜剥脱而出血，即为月经来潮。

（4）月经期。约为月经周期的第 1 ~ 4 天，此时内膜功能层形成分散的小血肿，使内膜成片状或小块状剥脱，随血液一起排出。在临床上，一般将月经来潮作为下一周期的开始。

哪些生活因素常可导致月经病

在日常生活当中注意不够，如饮食不节、劳逸失度、房劳损伤及意外创伤等，均容易诱发月经病。

（1）饮食不节。饮食是摄取营养、维持身体健康的必要条件，但饮食失宜又是导致疾病发生的重要因素。摄入的食物靠脾胃消化，故饮食不节主要是损伤脾胃。既可导致脾胃升降失常，又可聚湿、生痰、化热或变生他病。饮食不节致病主要有饥饱失常和饮食偏嗜（包括过寒过热）两个方面。

饮食过饥是指摄食不足而言。人体赖水谷精微以化生气血，若饥不得食，渴不得饮，气血生化之源匮乏，气血得不到及时补充，脏腑功能低下，从而形成月经病。如月经后期、月经量少、闭经、经行色淡、质稀、经行眩晕、经行心悸、经行乏力等。尤其是在哺育婴幼儿时期的妇女，在生产（工作）中与男子一样参与，而在家庭中又承担着较为繁重的劳动,往往简单地吃上一点即忙碌家务,以致营养摄入不足,从而导致月经病的发生。

人以五谷五味为养,饮食适当调配才能使营养丰富全面。若过于偏食某些食物,不但营养不全面,还会伤害脏腑,导致阴阳的偏盛偏衰,发生各种月经病。若过食生冷,则易寒伤脾阳,导致寒湿内生,使气血凝聚,可出现月经后期、闭经、痛经、经行泄泻等;若过食辛热助阳之品,使热邪蕴郁,热扰胞宫,损伤冲任,可致月经先期、月经量多、崩中漏下、经行吐衄等。此外,饮食不洁也容易诱发月经病。

(2)劳逸失度。劳逸失度主要包括劳力过度、劳心过度及安逸过度等。劳力过度,强力作劳,易耗伤气血,气血不足则影响脏腑气血的功能而诱发月经之期、质、色、量发生异常或引起经行并发症的发生。若劳心过度,思虑无穷,易使阴血暗耗,经行之际,营血益亏,心血亏虚,神失所养,每可引起月经病,如经行失眠、经行心悸、经行眩晕等。若因久思伤脾,造成脾胃气滞,也可造成诸多月经病,如经行胃痛、经行腹痛、闭经不行等。过度安逸对身体健康也十分有害,若有逸无劳,则气血运行不畅,脾胃功能低下,饮食减少,体力减退,同样可以引起许多月经病的发生。如《素问·宣明五气论》中说:"久卧伤气,久坐伤肉。"的确,凡长期卧床者,突然起床往往会感到头晕;久坐而肢体不活动者,则躯体会感到乏力或下肢软弱。总之，还是以劳逸适度为要。如华佗对他的学生吴普说："人体欲得劳动，但不当体极耳。动摇则谷气全消，血脉流通，病不得生，譬如户枢，终不朽也。"

（3）房劳损伤。房劳损伤乃指纵欲无度。恣纵情欲是健康之大敌，房事不加节制，势必大伤阴精，破坏机体内部的阴阳平衡，从而导致疾病的发生。西汉枚乘所写的《七发》中曾说："纵恣于曲房隐间之中，此甘餐毒药，戏猛兽之爪牙也。"房劳过度首当其冲的就是耗伤肾精。清代汪昂《勿药元诠·色欲伤》中说："夫精者，神倚之如鱼得水，气倚之如雾覆渊，不知节啬，则百脉枯槁。"阴精亏损，肾元不足，体内阴阳的相对平衡遭到破坏，其机体的抗御能力即相应的减弱，从而容易导致许多疾病的发生。在临床上有不少的经量、经质、经色的失常与一些经行并发症，就是由于房劳损伤所造成。故此务须注意节欲。

什么是月经先期

月经来潮比正常周期提前7天以上，甚则一月两行，连续出现3个月经周期以上者，称为"月经先期"，亦称"经期超前""经早"等。月经仅提前3～5天，或偶尔提前一次，又无任何不适者，不作月经先期论。

😀 月经先期的病因病机

主要是由气虚和血热而致冲任不固，亦有少数因瘀血阻滞而致者。气虚则冲任不固，血热则迫血妄行，瘀血内阻则新血不安而妄行。主要的病因病机如下。

（1）气虚不摄。饮食不节，劳累过度，思虑伤脾等，致使中气不足，统摄无权，冲任不固，月经先期而下。

（2）阳盛血热。素体阳盛，或过食辛烈助阳之品，热邪伏于冲任，迫血先期而下。

（3）肝经郁热。郁怒伤肝，郁久化火，下扰血海，迫血下行，致使月经先期而至。

（4）阴虚内热。素体阴虚或久病伤阴，失血过多，房劳损精，阴亏火旺，扰及冲任，血海不宁，经血先期而下。

（5）肾气不固。素体肾虚，或久病伤肾，房劳过度，屡屡坠胎，致肾气亏损，封藏失职，月经提前而行。

（6）瘀血阻滞。气机阻滞日久，或经期、产后不慎避忌，以致瘀血阻滞胞宫，新血不安而先期妄行。

什么是月经后期

月经来潮比正常周期延迟 7 天以上，或延后时间更长，连续出现 3 个月经周期以上者，称为"月经后期"，亦称"月经后错""经迟"等。如果月经周期仅延迟 3 ~ 5 天，或偶尔一次周期较长，又无其他不适者，不属本病范围。

月经后期的病因病机

主要是由于营血不足，或气血运行不畅而造成。常见的病因有以下几点。

（1）寒凝冲任。经产之期，过食生冷，或淋雨涉水，感受寒冷，寒邪乘虚客于冲任，血被寒凝，血运不畅而发病。

（2）阳虚内寒。禀赋素弱，阳气不足，或房劳过度，损伤阳气，虚寒内生，脏腑失于温养，血的生化与运行失常，血海不能如期而盈溢。

（3）血虚失盈。久病耗损，营血不足，或长期缓慢失血，产乳过多；或思虑过度，劳伤心脾，气血生化不足，冲任血亏，血海不能按时而满盈，以致经行后期。

（4）肾精不足。素体肾精亏虚，或房劳损伤肾精。阴亏则火旺，内生之火热又灼阴精，以致水亏血少，血海不能以时而满溢。

（5）气滞血瘀。情志抑郁，肝气不舒，气机不畅，血行不利，冲任受阻，经血不能以时而至。

（6）痰湿阻滞。素体肥胖，痰湿内盛，下注冲任，阻滞胞脉，经血排泄受阻，以致月经后期。

什么是月经先后无定期

月经不按正常周期来潮，时或提前，时或延后在 7 天以上，且连续三个月经周期者，称为"月经先后无定期"，亦称"经水先后无定期""经乱"等。如仅提前或错后 3 ~ 5 天，不作"月经先后无定期"论。本病主要是由于气血失调，冲任功能紊乱，血海蓄溢失常而致，多与肝、脾、肾有密切关系。

月经先后无定期的病因病机

（1）肝郁。肝主疏泄而司血海。情志损伤，肝失疏泄，气血运行失调，血海蓄溢无常而成本病。

（2）肾虚。肾主封藏。若肾气不足，或房劳损伤，产育过多，久病失养等，以致肾气封藏失职，冲任功能紊乱，血海蓄溢失常，遂致经行前后不定。

（3）脾虚。脾为气血生化之源，又主统血摄血。若劳倦过度，或饮食失节，或思虑过度，使脾气受损。脾虚化源不足，血海过期不满，则可致月经延后；若统摄失职，血溢妄行，血海不及期而满，则可致月经提前。时而生化不足，时而统摄失常，则出现月经先后无定期。

（4）瘀血。瘀血停留胞宫，脉络受阻，滞而不畅，血行迟缓而后延；若瘀血不去，新血不得归经，亦可提前，因而形成本病。

🈸 经期过长是怎么回事

月经周期基本正常，行经时间 7 天以上，甚则淋漓不断达半月方净，经量不多，或稍多于正常量者，称为"经期过长"。本病应与月经过多、崩漏相鉴别，但是本病迁延日久，也可形成崩漏。

本病主要是由于脾肾亏虚，冲任不固，或血热迫血妄行；或瘀血阻滞，新血不得归经所致。

（1）脾虚失摄。素体脾虚气弱，或劳倦伤脾，脾气益亏，失于摄血，以致冲任不固，经血来后持续不止。

（2）肾气不固。素体肾气亏虚，或房劳多产，损伤肾气，以致肾失封藏，固摄不利，经期过长。

（3）阴虚内热。素体阴虚，或房事不节，或孕产过多，或久病大病之后耗伤阴精。阴虚生内热，热扰冲任，以致经行淋漓不止。

（4）湿热下注。素体湿热内盛，或经期性交，起居失节，以致湿热之邪侵犯胞宫血海，热迫血行，行经日久不止。

（5）血瘀阻脉。旧有瘀血内停，或经产之期，血室正开，余血未尽，又感寒邪，血为寒凝，形成瘀血，瘀血阻滞胞脉，血不归经而致经期过长。

经期过短的病因病机

月经周期基本正常，经期不足两天者，谓之"经期过短"。本病常与月经过少同时出现，有的经量并不很少，只是行经日期过短，也可参照调理。经期过短多由于冲任气血不足，或瘀血阻滞，血行不畅而致。

（1）血虚。素体血虚，或久病大病之后，耗损阴血，或饮食劳倦损伤脾气，气血生化不足，冲任失养，血海空虚致经期过短。

（2）肾虚。肾为先天之本，主生殖。禀赋素弱，或肾气亏虚，或肾精暗耗，以致冲任失养，血海不盈而致经期过短。

（3）血瘀。调摄不利，寒凝血脉，血行不利而凝滞；或肝气郁结，气机不利，血行不畅而致血瘀。瘀血凝聚冲任胞宫，阻滞经血正常运行而致经期过短。

什么是经质

经质是指月经的性状。正常月经，一般不稀、不稠、不凝结、无血块、无特殊气味。经质的病理改变，不仅是常见的月经疾病，还是临床辨证的重要依据。

经质黏稠的病因病机

妇女月经来潮，经血浓稠或黏腻者，称为"经质黏稠"。本病当与"经来成块"和"经如牛膜"相区别。本病多与热邪与痰湿有密切关系。

（1）热伏冲任。素体阳气偏盛，或过食辛热之品，阳热内伏冲任，灼煎经血而致经质黏稠。

（2）肝郁火旺。情欲不遂，气机郁结，郁久化火，灼伤阴血，而致月经黏稠。

（3）心肾火旺。劳心过度，心阴暗耗，心火偏旺；或纵欲过度，耗伤肾精，真阴亏损，相火妄动，心肾火动，血为火煎而黏稠。

（4）湿热蕴结。饮食劳倦伤脾，脾失健运，水湿内停，蕴久化热；或素嗜肥甘厚味，酿生湿热；或外感湿热之邪，蕴结胞宫，与血相结而致经质黏稠。

（5）痰湿下注。脾虚湿聚，阻滞经脉，化生痰浊，不注冲任，与血相搏而致经血黏稠。

（6）瘀热内结。经期或产后感受热邪，或肝郁血滞，久而化热；或素有血瘀，日久化热，瘀热壅滞胞宫而致经质黏稠。

经来成块的病因病机

月经来潮时经血中混有凝结的血块，称为"经来成块"。本症常与其他月经病同时出现，临证中应予注意，不可孤立看待。

经来成块常由气滞、寒凝、气虚、热灼等病因病机而致。

（1）气滞。气为血之帅，气行则血行，气滞则血凝。情志内结，肝气郁滞，气机不利，则经行不畅而成块。

（2）寒凝。"气温则血滑，气寒则血凝""血受寒则凝结成块"。外感寒邪，或内伤生冷，或素体阳虚内寒，寒邪搏结于冲任，血被寒凝而经来成块。

（3）血热。外感热邪，或过食辛热，或过服暖宫之药，以及情志内伤，五志化热，热伏冲任，血受热邪煎熬而经来成块。

（4）气虚。劳倦过度，或大病久病耗伤正气，气虚运血无力，血行迟滞，故经来瘀结成块。

经如牛膜的病因病机

月经来潮，经血中出现膜样物，犹似牛膜者，称为"经如牛膜"。西医学称为"膜样痛经"。是指子宫内膜脱落而不能碎解的一种病证，以青春期少女多见，婚后多合并有不孕。本病应与经血中的血块相鉴别。

本病之本为肾气不足，阴阳失调，气化不利；其标为瘀血阻滞，诱发因素多为气郁和寒凝冲任。

（1）气滞血瘀。情志抑郁，肝气郁结，冲任气机不利，经血运行不畅，子宫内膜碎解受遏而形成本病。

（2）寒凝冲任。经期或产后将息不利，或冒雨涉水，或久居寒湿之地，寒邪乘虚而入，阳气被遏，胞宫失煦，气血运行不畅，子宫内膜不能碎解，遂致本症。

（3）脾肾阳虚。"血之运行上下，全赖于脾"，"冲任血海皆属阳明主司"。肾阳为一身阳气之本，机体功能活动——子宫内膜碎解，全赖肾阳推动。脾肾阳虚，阴寒内盛，胞宫失温，阴聚不化，以致子宫内膜大片脱落。

月经过多的概念与病因病机

经量是指月经期间排出的经血量。正常情况下，一般每次行经排出的经血总量约为 50 ~ 100ml 左右。由于个人的体质、年龄和所处的地域、气候、环境及生活条件不同，经血排出量有时会略有增加或减少，如此者多属正常生理范畴，可不作经量失常论。若经血排出量过多或过少，则属病态。

月经周期与行经时间基本正常，而月经量较正常明显增多者，称为"月经过多"，亦称"经水过多"。

本病主要由气虚、血热、肾虚及瘀血内阻而致。此外，也有因痰湿为患者。

（1）气虚。素体虚弱，或劳倦内伤，饮食不节，损伤中气，经行之时其气益虚，气虚统摄无权，不能统血固冲，以致月经过多。

（2）血热。素体阳盛，或情志内伤，五志化火；或过食辛烈助火之品；或外感热邪；或阴分素亏，阴虚无以制阳等，使阳亢火动，扰及冲任，迫血妄行，遂致经量过多。

（3）血瘀。情志所伤，使气滞血结；或经期产后将息不慎，使瘀血滞留，积于冲任、胞宫、瘀血不去，新血不得循经而妄行，以致月经过多。

（4）痰湿。脾气虚弱，运化失职，水湿内聚为痰，痰湿阻滞胞脉，血不循经而致经行过多。

（5）肾虚。房劳损伤，或久病肾亏，或产育过多，损伤肾气，使封藏失职，冲任不固，故经来量多。

什么是月经过少

月经周期基本正常，经量明显减少，甚则点滴即净者，称为"月经过少"，又称"经量过少""经少"等。如果偶尔一次经量减少，或绝经期妇女出现渐次减少，可不作病论。

月经过少的病因病机

本病有虚实之分，虚者为血少精亏，无以充盈血海；实者为瘀血痰湿阻滞，经血不得畅行。

（1）血虚。素体血虚，或久病大病耗伤阴血；或饮食劳倦，思虑过度，损伤脾气，气血化源不足，以致血虚不能充盈胞脉而致。

（2）精亏。禀赋不足，肾气未充，或房劳多产，损伤肾精，不能充养胞脉，血海空虚而经来量少。

（3）瘀血。忧思恚怒，气机不利，气滞碍血畅行，致使瘀血为患；或寒邪客于胞宫，血被寒凝，形成瘀血，瘀血阻滞，故经来量少。

（4）痰湿。素体多湿，或脾运失职，聚湿为痰，壅塞胞宫，阻滞经脉，致使血运受阻，经量过少。

（5）寒凝。素体脾肾阳虚，阴寒内盛，凝滞胞脉；或起居不慎，寒凝胞宫，血运不畅而形成本病。

经行味臭的原因

月经来潮，气味臭秽难闻者，称为"经行味臭"。本症主要是由湿与热邪所致，也有因血弱而致者。

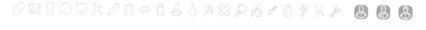

（1）湿热内蕴。饮食劳倦伤脾，健运失职，湿浊内蕴，久而化热；或素嗜肥甘厚味，湿热内盛；或思虑过度，情怀不畅，肝郁脾虚，郁久生湿化热，下结冲任胞宫；或经期产后不禁房事，湿热之邪乘虚侵入，蕴结胞宫，与气血相搏而致本症。

（2）心肝火旺。情志损伤，肝郁化火；或思虑过度，心阴被耗，心火旺盛，邪热下迫血室，灼伤经血而致经味臭秽难闻。

（3）湿热壅毒。湿热内盛，或外感湿热之邪，侵犯冲任胞宫，日久蕴壅成毒，灼伤胞脉，致使经行恶臭难闻。

（4）血虚有热。素体内热，或嗜食辛辣，过服温热助阳之品，以致血虚热盛；或素体阴虚阳盛，或久病失血伤阴等，邪热内生，热迫血海，灼伤经血而致本症。诚如《竹林女科证治》论"经来臭如腐肉"中谓："此乃血弱；更伤热物。譬如沟渠水干，天气无雨，久则臭也。身衰旧血少，新血不生，则臭如夏月腐肉"。

经行味腥的病因病机

月经来潮，气味腥秽难闻者，称为"经行味腥"。本病主要是由寒湿之邪，以及脏腑虚损引起，亦有因湿热为病者。

（1）痰湿下注。饮食劳倦，居处潮湿，或冒雨涉水，湿聚生痰；

或脾虚失运，聚湿生痰。痰湿壅阻冲任胞宫，以致经行味腥。

（2）下焦虚寒。素禀不足，或房劳多产，久病损伤；或恣食生冷，过服寒凉攻下之剂等，以致脾肾阳虚，胞宫失于温养，经血凝聚，其味腥秽。

（3）肝郁脾虚。七情内伤，肝郁气滞，横逆犯脾，脾运失职；或素体脾虚，或因饮食劳倦损伤脾气等，以致肝郁脾虚，气机不利，冲任不调，经血不畅而致本病。

（4）湿热蕴结。外阴不洁，或经期产后调摄失当，湿热侵袭；或饮食肥甘厚味，湿热内生，蕴聚冲任、胞宫以致经来味腥。

什么是闭经

闭经即是月经闭止不行。凡女子年龄超过 18 周岁，仍不见月经来潮，或曾来过月经，但又连续闭止 3 个月以上，除妊娠、哺乳等生理性闭经外，均称之为"闭经"。

发育正常的妇女，多数在 14 岁月经即开始来潮，如果年逾 18 岁月经尚未初潮，称为"原发性闭经"；如已行经又中断达 3 个月以上者，称为"继发性闭经"。有的少女初潮后一段时间内有停经现象和更年期停经与绝经，以及妊娠期或哺乳期暂时性的停经等，都属生理现象，不作闭经论。

📱 闭经的病因病机

闭经的原因十分复杂，若按"辨证求因"的原则，可分为虚实两端。虚者多因先天不足，或后天损伤，以致肝肾不足，或气血虚弱，导致血虚精少，血海空虚，无余血可下；但也有阴虚血燥而致闭经者。实者多因邪气阻隔，如气滞血瘀，痰湿阻滞等因素，导致脉道不通，阻碍经血下行。

（1）肝肾不足。先天不足，精气未充，肝血虚少，冲任失于充养，无经血可下；或因多产、坠胎、房劳及久病伤肾，俾肾精亏耗，肝血亦亏，精血匮乏，泉源枯竭，胞宫无血可下而形成闭经。

（2）气血虚弱。素体脾虚，或忧思劳倦，损伤心脾，营血不足；或大病久病，失血过多，哺乳过长，耗伤阴血等，以致冲任血虚，胞宫不能满溢而经闭。

（3）阴虚血燥。本型系因阴虚而生热。虚多实少。多由素体阴虚。或久病失血伤阴，或过食辛热灼伤津血，或久病伤精耗阴，血海枯竭而致经闭。

（4）气滞血瘀。七情内伤，肝气郁结，血行不畅，瘀阻冲任，经水阻隔不行，故致经闭。

（5）寒气凝滞。经产之时，调摄不利，感受风冷寒邪；或内伤生冷，胞宫失温，血为寒凝运行不畅而致经闭不行。

（6）痰湿阻滞。肥胖之人，多痰多湿，痰湿壅阻经隧；或脾运失职，聚湿生痰，脂膏痰湿阻滞冲任，胞脉闭阻而经水不行。

（7）热灼冲任。本型系因热盛而阴伤，实多虚少。多由素体阳盛内热，或过食辛热动火之品，或感受邪热，热邪煎熬阴血，以致阴血亏虚，瘀热阻脉而成经闭。

（8）肾气不足。月经之潮汛必赖肾之阳气鼓动。肾气先天不足，或遇后天损伤，肾气鼓动无能，故经闭不行。本型常是年轻少女闭经的主要原因，其病机之关键在于肾气未盛，精气未裕，经血无以化生而为病，故在病因病机中单独强调，以资与各年龄阶段妇女均易患之肝肾不足型闭经相区别。

什么是月经稀发，应如何对待

月经稀发是指月经周期后延，不能按期来潮，有学者认为月经周期在 36 天 ~ 6 个月之间者为月经稀发。本病的形成原因可能是卵泡发育迟缓，以致迟迟不能达至成熟阶段。其中有些患者可以是稀发排卵，从基础体温（BBT）记录可发现每隔40余天或2～3个月排1次卵，这时月经仍有排卵性月经，月经虽稀，但其量及持续时间可仍正常，另外一种情况是卵泡发育受阻，未达充分成熟阶段前即退化闭锁，而引起无排卵月经，经量可多可少，也可淋漓不断，BBT记录显示为单相型。

稀发排卵引起的月经稀发常常会使怀孕的概率减少。如果患者希望生育，则应用促排卵药物治疗以促进生育。若不要求生育，周期时间不长于2个月者，可不必治疗，但仍需要避孕。如为无排卵性稀发月经则更需要应用促排卵药物促进生育，不要求生育者则每1～2个月肌内注射黄体酮3天，使子宫内膜脱落出血一次，以预防子宫内膜增生。由此可见，月经稀发患者应该到医院检查，然后根据不同情况进行治疗。

对于一贯月经按月来潮，突然有一次月经后延又有出血者，更应及时进行检查，因为有可能是异常妊娠所致，必需及早查明原因，以免延误病情。

💊 月经稀发的中医病因病机

妇女经水两月一行，或三月一至，甚则半年一来，没有一定规律者，称为"月经稀发"。本病应与闭经相鉴别，本病是在不用药物的情况下月经能够自至，而闭经则是在应用药物诱导后方可来潮。本病多责之于先天不足，肾虚精亏，或脾虚失养，或痰湿阻滞，寒凝冲任。

（1）肾虚精亏。肾为先天之本，月经之潮汛必赖肾气鼓动。先天不足，或房劳伤肾，久病损伤，肾精失充，胞脉失于充养，冲任之脉不能以时通盛，而致月经稀发。

（2）脾气亏虚。脾为后天之本，气血生化之源。素禀脾虚，或饮食劳倦，忧思伤脾，致气血生化不足，冲行失养，血海不能按时满盈，遂成月经稀发。

（3）痰湿阻滞。素体痰温内蕴，或饮食劳倦损伤脾气，脾虚失运，水温内停，湿聚为痰，阻滞胞脉，气血运行受阻，血海不能满溢而为病。

（4）寒凝冲任。经期过食生冷，或冒雨涉水，或因调摄不利等，寒邪侵袭胞宫，凝阻血脉，气血运行不利而发此病。

🕮 高泌乳素血症为何引起闭经

泌乳素（PRL）是垂体分泌的一种激素，它的主要功能是参与促使乳房的发育及乳汁的生成。正常情况下，下丘脑生成一种多巴胺物质，它能抑制垂体 PRL 的分泌，使血 PRL 浓度不致过高。当某些情况引起多巴胺对垂体的抑制影响减弱时（如垂体 PRL 瘤），服用甲氧氯普胺、多潘立酮、利舍平或氯丙嗪等镇静药时；或乳腺、胸壁的疾病及刺激时，垂体 PRL 分泌过度，即可引起高 PRL 血症。血内 PRL 过高时，卵泡的发育受到抑制，故出现闭经。但有时也可表现为其他类型的月经紊乱。

除此以外，患者还常常有乳汁分泌。哺乳期妇女断奶半年后泌乳仍不停止。未婚未孕的妇女也可在医生检查挤压乳房时，有乳汁流出。如果是垂体瘤引起，瘤体又较大时，还可出现视力下降、视野缺损、头痛等症状。

怎样才能明确泌乳及高 PRL 血症的病因？首先是行头部蝶鞍区的影像学检查，如断层摄片、CT 及 MRI。根据这些检查，可了解是否有垂体瘤及瘤体的大小。当然，患者应将自己经常服用什么药，有无乳房、胸壁的疾病或手术史告诉医生。另外，甲状腺功能低减时也会出现本症，医生在查血 PRL 的同时，可能还要求作甲状腺功能的检查。

这些病因中最重要的当然是垂体 PRL 瘤。听到自己脑内长瘤，顿时会感到十分恐惧，会不会有什么危险？是否需要行开颅手术？实际上，垂体 PRL 瘤是一种十分良性的肿瘤。多数瘤体也很小，其生长发展极慢或几乎不长大。

经行骤止是如何形成的

妇女在经行期间，大多在月经期的第 1 ~ 2 天，月经突然停止不行，或经量由多骤然减少至点滴而下者，称为"经行骤止"。有不少患者因此而成为"闭经"。

本病的发生多因经行之际生活起居不慎而致，与热、寒、瘀、气滞密切相关。

（1）热入血室。妇女行经期间感受外邪，邪热乘虚入侵血室，与经血相搏，致使经止不行。

（2）寒凝冲任。妇女经行期间，过食生冷或寒凉药物，或冒雨、涉水、居处寒湿等，寒邪乘虚侵入冲任，凝滞气血，使经血骤止。

（3）肝气郁结。情志不遂，肝气抑郁，气结血瘀，导致阴血不得下行而致经血骤止。

（4）瘀血阻脉。月经期起居不慎，寒凝胞宫，血凝阻脉，经血突止而不行。

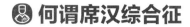

何谓席汉综合征

席汉综合征是因为产后大出血、休克，引起脑垂体缺血、坏死，以致卵巢功能减退，子宫萎缩，继发闭经，伴有毛发脱落、性欲降低、全身乏力等一系列极度衰弱的综合症状。中医认为本病多是由于产时损伤，失血过多，造成血虚失养，肾气亏损，肾主生殖功能衰退，以致任脉不通，太冲脉衰少而致闭经不行。

本病的病理实质乃气血虚极，肾气亏耗，故治疗须始终围绕益肾填精、补气养血的总原则。

崩漏的病因病机

崩漏是月经的期与量严重紊乱的一类月经病，是指经血非时崩下不止或淋漓漏下不尽。前者为"崩"，后者称"漏"。本病主要是由于致病因素损伤冲任，固摄失职，血失统制而引起。常见的病因如下。

（1）血热妄行。素体阳盛，或情志抑郁，肝郁化火；或感受热邪，或过食辛热之物酿成实火，灼伤冲任，扰动血海，迫血妄行，致成崩漏。

（2）阴虚火旺。素体阴虚，或久病失血伤阴，阴虚火旺，下扰血海，致使经血非时妄行。失血过多，更伤阴津，阴愈虚则火益旺，故本病患者常迁逦不愈。

（3）瘀血阻滞。情志内伤，冲任气血郁滞；或经期产后，余血未尽，感受外邪，以致瘀阻经脉，新血不得归经而妄行。

（4）气虚不摄。忧思过度，饮食劳倦，损伤脾气，气虚下陷，统血无权，冲任失固，不能制约经血而成崩漏。

（5）肾气不固。素体肾气不足，或因早婚、多产、房事不节损伤肾气；或年老肾气渐衰，或手术损伤等，以致肾气亏虚，封藏失职，冲任失固而成崩漏。

（6）肝胆湿热。素有湿热内蕴，或经期产后感受湿热之邪，蕴结肝胆，下注冲任，扰及血室而致经血非时而下。

（7）痰湿阻滞。素体痰湿内盛，或脾虚湿滞生痰，下注冲任，阻滞胞脉，血不归经而形成崩漏。

（8）气机逆乱。暴怒伤肝，气机逆乱；或恐惧过度，精神过度紧张，致使气机升降失常，血海不宁，血随气乱而形成崩漏。

经间期出血的病因病机

凡在两次月经中间，有周期性的阴道出血，称为"经间期出血"。

本病多为阳气内动，血络受损而致。

（1）肾气不足。素体不足，或房劳多产，损伤精血。肾阴不足，虚热内生，阳气内动，虚热更甚，损伤血络而出血。

（2）温热蕴结。素体脾虚，或肝郁气滞，克伐脾土，运化失职，水湿内停，下注冲任，蕴久化热，阳气内动，引动湿热，损伤冲任，故而出血。

（3）血瘀阻滞。经产留瘀，或肝郁气滞，血行不畅，久而成瘀，阻滞胞络，阳气内动，扰动瘀血，血海不宁，胞络受损而出血。

什么是功能性子宫出血

功能性子宫出血是西医学的病名，是指由于卵巢功能失调而引起的子宫出血，简称为"功血"。本病分为无排卵型功血和有排卵型功血两种，前者是排卵功能发生障碍，好发于青春期及更年期；后者系黄体功能失调，多见于育龄期妇女。主要症状为月经周期紊乱、经量增多、出血时间延长、淋漓不净等。西医学认为，机体受内外因素，如精神过度紧张、环境和气候的改变、营养不良或代谢紊乱等影响，可通过大脑皮层，干扰下丘脑—垂体—卵巢轴的相互调节和制约。这种关系失常时，突然地表现在卵巢功能的失调，从而影响子宫内膜，导致功能失调性子宫出血。中医学认为"肾主生殖""肾为生命之源""经本于肾"，功能失调性子宫出血多与肾有密切关系，并与肝脾及血瘀等也有一定联系。

🧑 月经初潮过晚的病因病机

女性 18 岁以后月经尚未初潮者，称为"经来过迟"，又称"晚发月经""原发性闭经"。对于本病首先要进行仔细检查，分清功能性还是器质性病变所致。对于由器质性病变所致者，多数并非药物所能奏效。

《内经》云："女子七岁肾气盛，齿更发长。二七而天癸至，任脉通，太冲脉盛，月事以时下，故有子。"可见肾气盛，天癸至是月经如期来潮的根本。脾为后天之本，气血生化之源，月经以气血为物质基础。故而经来过迟主要与脾肾亏虚，精血不足有关。

（1）肾虚精亏。肾为先天之本，主藏精而司生殖。先天肾气不足，阴精不充，则天癸不能在应至之年如期而至，以发挥主司生殖的功能，致使任脉虚，太冲脉不通，而月经初潮过迟。

（2）气血不足。后天脾虚气弱，或饮食劳倦损伤脾气，或饮食过少及偏食等，造成气血化生不足；或久病大病损伤气血，致使气血亏虚，不能充养冲任，血海空虚则经来过迟。

青春期月经稀发的病因病机

青春期妇女月经两月一行，或三月一至，甚则半年以上方来一次，没有一定规律者，称为"青春期月经稀发"。

本病多由于先天肾虚精亏，或气血不足，冲任失养所致。

（1）肾虚精亏。青春期妇女先天禀赋不足，或后天失养，肾精亏虚，任脉不通，太冲脉不盛，致使月经不能以时而下。

（2）气血不足。素体脾虚，或饮食过少、偏食等，以致气血生化不足；或病久损伤，气血亏耗，致使气血亏虚，冲任失养，血海不能按时满盈而出现月经稀发。

（3）胃热血燥。素体胃阴不足，反致胃热内盛，热灼津血，精血枯竭，冲任失养，血海不能及期满盈而致月经稀发。

青春期经乱的病因病机

青春期妇女，月经来后淋漓不断，或干净后又数月不行，或十天半月一行，经量或多或少，经期或短或长，没有一定规律者，称为"青春期经乱"。月经以时而下的基础是肾气盛，气血足。青春期出现经乱。多与肾气不足，脾气虚弱有关。

（1）肾气不足。肾司生殖而主封藏，月经正常来潮是肾气充沛的表现。若先天肾气不足；维系生殖的功能紊乱封藏失职，则出现青春期经乱。

（2）脾气虚弱。脾主运化而统血，为气血生化之源。月经正常潮汛必以气血充足为物质基础。若脾气不足，统血无权，则月经频至，或至而淋漓不尽；脾虚化生气血不足，冲任失养，血海失盈，则月经数月不来，或来后量少色淡，故而形成经乱。

🧑‍⚕️ 运动性闭经是如何发生的

年轻女运动员，在体育比赛或紧张的训练过程中出现的闭经，称为"运动性闭经"。有的年轻妇女在外出旅游，或紧张的工作学习中也可出现闭经，其病机与本病相似，也可参照运动性闭经进行治疗。本病多与精神过度紧张，导致内分泌功能紊乱有关。中医学认为，由于精神过度紧张，气机运动逆乱，冲任功能失调，血海不能满盈所致。

在无不适症状时可不必进行治疗，一旦解除紧张以后月经自会来潮。当有不适症状出现，并且紧张状态早已解除也不见月经来潮，就应积极治疗。

主证：女运动员在体育比赛或紧张训练过程中，以及女青年外出旅游，工作学习过度紧张等。出现月经稀发，量少，或有血块，甚则闭经不行，常伴小腹胀痛，乳房、胸胁胀痛不适，脘闷嗳气，食欲减退，腰酸坠痛。舌黯或有瘀点，脉弦或涩。

治则：行气活血调经。

首选方药：柴胡疏肝散。柴胡、白术、枳壳、香附各10g，川芎、陈皮各6g，甘草3g。

加减：小腹痛重者加青皮、郁金各12g，元胡10g，以行气止痛；平日经中血块多者加莪术、五灵脂（包）各10g，以活血祛瘀；食欲不振者加焦三仙、鸡内金各10g，以开胃消食；胸胁、乳房胀痛者加荔枝核、川楝子各12g，以舒肝解郁；腰酸坠痛者加续断、杜仲各10g，巴戟天12g，以益肾强腰；伴有热象者加丹皮、山栀子各10g，以清热凉血；经闭日久者加川牛膝12g，益母草15g，肉桂3g，以活血通经。

参考方药：血竭散。血竭、制没药各等份。共为细末，每服6g，日服2次。

激经是怎么回事

妇女受孕早期仍按月行经，既无不适症状，又无损于胎儿，待胎儿渐长，其经自停，谓之"激经"，又称为"垢胎""盛胎"等。古人虽言激经对胎孕无妨，但亦有不少孕妇可转化为流产，故应给予积极治疗。

中医学认为，任主胞胎，胞系于肾。肾气不足是造成孕期出血的主要原因，另外也有因阴虚火旺，灼伤胞脉而致者。西医学认为，孕妇所产生的绒毛膜促性腺激素不能使卵巢黄体转化为妊娠黄体，而卵巢功能继续活动，从而形成了按月的少量阴道出血，待妊娠3～4个月以后，性激素由胎盘分泌代替了卵巢功能。所以也就不再继续有周期性的出血，临床上常见的主要有以下两种情况。

（1）脾肾两虚。肾为先天之本，主司生殖与闭藏；脾为后天之本，主运化与统血。素体脾肾两亏，固摄不利，怀孕之后，脾肾益虚。脾肾俱虚，则失其闭藏统摄，故见孕期出血。

（2）阴虚火旺。素体肝肾阴虚，相火偏旺，怀孕之后阴血下聚养胎，阴血相对不足，相火更炽，以往月经来潮日期，机体气血相对偏盛，火伤血络，气血妄行而出现阴道流血。

🩺 经行发热的病因病机

妇女每值经期或行经前后，出现以发热为主证，经净后其热渐退者，称为"经行发热"。若偶尔出现一次经行发热者，不属此病之列，并应与经期感受外邪，或其他疾病引起的发热相区别。本病主要是由于气血不和，阴阳失调引起。

（1）血热内盛。素体阳盛，或过食辛辣，或肝郁化火，热伏于冲任，经行冲气充盛，气火相扇，以致经行发热。

（2）肝肾阴虚。素体阴血不足，或房劳多产，久病损伤，精血亏虚。月经来潮之后，阴血益虚，阴不制阳，以致阴虚阳盛而发热。

（3）气血不足。禀赋素弱，或劳倦过度，或久病失养，气血内耗，经行气随血泻，其气更虚，以致营卫失和而发热。

（4）瘀热壅阻。经期产后，余血未净，或内外损伤，瘀血滞留胞宫，瘀久化热。经行之际，血海充盈，瘀热内郁，气血营卫失调，遂致经行发热。

第 2 章

发病信号
疾病总会露马脚，练就慧眼早明了

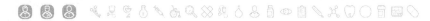

肥胖与消瘦对月经有什么影响

医学上将实际体重在平均标准体重的 120% 以上，或体重指数（BMI）> 25 视为肥胖；实际体重低于平均标准体重的 20%，或 BMI < 19 时，应视为体重过低或消瘦。无论是肥胖还是消瘦，对月经的正常潮汐都有一定影响。

（1）肥胖。引起肥胖的原因很多，如遗传因素、肾上腺皮质疾病、卵巢疾病、脑病、糖尿病等。有研究显示，父母双方皆为肥胖者，后代肥胖的发生率为 73%；父母有一方是肥胖者，则发生率为 41%；父母双方均不肥胖，发生率为 9%。最常见的是单纯性肥胖，这可能与生活方式、饮食习惯有关。长期摄入食物所产生的热量超过机体活动所消耗的需要，剩余的热量就会转化为脂肪贮存在体内。

肥胖者体内脂肪过多，脂肪间质细胞中的芳香化酶活性高于正常水平，它将体内雄激素转变为雌激素的量为正常体重者的 2 ~ 5 倍。不仅如此，肥胖者雌激素的主要代谢产物，仍然为具有生物活性的雌三酮。这两种来源的雌激素不像卵泡分泌的雌激素那样有周期性波动，因此不能诱发垂体大量释放黄体生成素（LH）与尿促卵泡素（FSH），形成血内 LH/FSH 峰，排卵便停止或稀发。月经则可稀发、淋漓或量多。体内高水平的雌激素长期作用，且无孕激素对抗，易引起子宫内膜增生或腺癌。

肥胖妇女血内的有生物活性的游离雄激素水平可过度增高，造成面部、乳头旁或下腹中线的汗毛粗、多而长。过多的游离雄激素还可以抑制卵泡发育，引起闭经和不孕。

（2）消瘦。消瘦的形成原因可为食物中营养热量不足，或胃肠道疾病导致营养物质吸收不良、慢性感染、肿瘤使营养物质消耗过多等。有些女子过分追求苗条体型，过度节食或采用不适当的方法减轻体重，亦会导致体重过低。著名的美国人口环境学教授 Frisch 报告，身高 1.65m 的少女，体重至少要达到 49kg，体内脂肪量必须达到体重的 17% 时月经才可能来潮，被称为临界体重（体脂）；而建立规则的排卵月经时，体内脂肪量必须达到体重的 22% ~ 26%。这些脂肪主要分布在乳房、腹部及髋、臀部。

还有许多现象也证明，体重或体内脂肪量适当是维持正常卵巢功能的必要条件。例如 19 世纪西方国家少女月经初潮平均年龄为 15.5 岁，而现在为 12.6 岁。这与西方国家经济发达后营养充足，体重增加提早有关。我国城市少女初潮年龄亦有提早的趋势。又如，胖的女孩初潮早，消瘦者则迟。有的少女患神经性厌食症，体重下降至一定程度，月经即停闭。这似乎是一种生理性避孕。因为体重过低时不能胜任妊娠及分娩的负担。

体重过低对身体亦有害，如体力、精力不足，易患呼吸道、消化道疾病、闭经及骨质疏松症等。体重过低时，由脂肪转换而生成的雌激素量减少，雌激素的主要代谢产物转变为有抗雌激素活性的儿茶酚雌激素。这些改变作用于脑内，使 GnRH 脉冲分泌受到抑制，就像逆转到儿童时期一样，出现闭经。低雌激素状态使骨骼内钙质丢失加速，日积月累便会造成骨质疏松症。

体重过低者应该到医院查明原因，及时治疗。在饮食方面应纠正挑食、偏食及吃零食的习惯，定时定量摄入热量充足、富有蛋白质及维生素的食物。同时进行适当的体育锻炼，增加食欲，改善消化功能，使体重增加至正常范围内。

医学上通常以身高（cm）减去 105，即得出平均标准体重（kg）。实际体重与平均标准体重相差正负 10% 范围以内，都以视为正常。还有一种方法是以体重指数（BMI）即体重（kg）/ 身高的平方（m^2）表示，BMI=19 ～ 24 时视为正常。

如何区别月经的正常与异常

月经是指胞宫周期性出血的生理现象，又称为月事、月水、月信等。女子一般在 14 岁左右月经即开始来潮，到 49 岁左右则自行闭止，历时约 35 年左右。此期间除去妊娠及哺乳期以外，通常是一个月来潮 一次，信而有期，因而称为月经。

月经应该有正常的周期、经期、经量、经色和经质。月经的周期及经期均从经血来潮第一天算起，两次月经相隔时间为周期，一般为 28 天，偶尔提前或延后时间不超过 7 天者仍可视为正常，故正常的月经周期不应少于 21 天，也不能超过 35 天。经期是指经血来潮的持续时间。正常者应为 3 ~ 7 天，一般为 4 ~ 5 天。经量是指经期排出的血量，一般总量约为 50 ~ 80ml 左右。由于个人的体质、年龄、气候、地区和生活条件的不同，经量有时略有增减，均属正常生理范畴。经色是指月经血的颜色，正常经血一般为红色稍黯，开始色较浅，以后逐渐加深，最后又转为淡红色而干净。经质是指月经血的性状，正常情况下经质不稀不稠，不易凝固，无明显血块，无特殊气味。

月经病泛指与月经或月经周期有关的各种病症。包括经期、经量、经色、经质和月经气味等的异常，或经期及其经行前后周期性出现的各种较为明显的症候。如果临近月经来潮之前或经行初期，伴有轻微的小腹胀痛或腰部酸痛，或乳房轻微作胀，或情绪不太稳定等现象，但不影响工作与生活，月经来潮后或干净后便自然消失者，这是常有的生理现象，一般不需作任何治疗。有的青年女子，在月经初潮后的头一两年之内，月经不能按时来潮，或提前或延后，甚或停闭数月，这是由于肾气未能充盛所致，这些女子只要无明显全身证候，待身体逐渐发育成熟后，自能恢复正常。还有一些绝经期前后的妇女，常会出现月经紊乱，其周期、经期、经量以及经质都不甚正常，情绪也表现得不太稳定，只要是对生活与健康没有危害，一般也不作病态而论。

此外，有少数妇女，身体无特殊不适，而定期2个月或3个月，甚至一年，月经来潮一次者，古人分别将定期两个月月经来潮一次者称为"并月"；三个月月经来潮一次者称为"居经"；一年一行者称为"避年"。也有极个别的妇女，终生没有月经来潮，但又不影响正常生育者，古人称之为"暗经"。还有的妇女在怀孕早期，仍按期有少量月经来潮，但对胎儿无不良影响，古人称之为"激经"，这都属于个别现象。

经味异常也是病吗

经味是指月经的气味。正常月经一般无特殊气味。由于气味异常往往与其他月经病同时并见，所以古籍鲜少将经味异常列为月经病。其事实上，经味异常不仅是临床上常可见到的月经病，并且通过了解月经的特殊气味，还可为正确的诊断和辨证提供有益的依据。常见的经味异常有经行味臭与经行味腥。

西医学是如何对闭经进行分类的

闭经仅是在妇科临床上的一种常见症状表现。能造成闭经的原因很多，西医学一般将闭经分为以下几类。

（1）按发生的原因，可分为生理性闭经与病理性闭经。前者见于妊娠期、哺乳期、青春期、绝经后；后者则由各种疾病引起。

（2）按发病的年龄，可分为原发性闭经与继发性闭经。前者由先天性疾病或童年期疾病引起，导致从无自然月经来潮（18岁以后方可确定）；后者是在初潮出现若干时间后才得病而引起的月经停闭。

（3）按疾病的部位可分为子宫性闭经、卵巢性闭经、垂体性闭经、下丘脑性闭经。

此外下生殖道的畸形，如阴道横膈、处女膜闭锁，阻碍了来自子宫腔经血的流出，还可造成局部积血及假性闭经，患者有周期性下腹痛，下腹、阴道及外阴肿块、肛门坠胀、便秘、尿频、小便困难等。应及时到医院检查，确诊后在麻醉下作一个横膈或处女膜切开手术，经血流出后即可治愈。

综上所述，可看出对闭经患者的处理，首先要找到病因，然后再针对不同病因进行适当治疗。如果不搞清病因，一律给予雌、孕激素替代行人工周期治疗，虽然用药时多数患者能有人工月经来潮，但这只是一种假象，其潜在病因并未得到治疗，停药后仍然闭经。

少女月经周期不规则表示发育不良吗

一般来说，妇女的月经 28 ~ 30 天来一次，这称为月经周期。但在相当多的少女中，月经周期无规律可言；有的一个月来 2 次月经，有时 2 个月才来一次月经，有时甚至数个月不来月经，这种情况在初潮后的一段时间更为突出。因此少女困惑，家长着急，总以为是性发育不良的结果。其实，少女月经周期不准的主要原因是生理上的因素，不属病态。因为月经周期的调节主要是通过下丘脑、垂体和卵巢三者之间的相互作用，我们称之为下丘脑—垂体—卵巢轴。在青春期，下丘脑—垂体—卵巢轴的功能尚未完全发育成熟，虽然卵巢内有卵泡的发育，并能分泌雌激素，但还不能正常排卵，一直要到卵巢发育完善，卵泡才得以成熟，并排出卵子。只有当能正常排卵时，月经的来潮才会遵循一定的规律，即正常的月经周期。也就是说，随着时间的推移，卵巢发育逐渐成熟，下丘脑—垂体—

卵巢轴也逐步健全、完善，少女月经自然变得有规律。所以少女月经初潮后的 1 ~ 2 年内，发生月经周期不准的现象大多数是正常的。少数少女月经不准的现象可延长到初潮后 3 ~ 4 年。

有一种情况应予注意，就是少女一开始月经尚正常且有规律，以后 3 ~ 4 个月不来，再以后经行量多如冲，遇到这种情况应考虑是不是青春期"功血"，要及时请医生进行对症治疗。

为此，少女月经周期不准，少女与家长不必过于担忧和恐惧，因为心理因素也会影响月经周期的规律性，如情绪波动、环境改变、学习紧张等，这些致病因素一旦去除或对这些因素适应了以后，月经周期就会恢复正常。所以少女要正确认识，了解这方面知识，不要整天忧心忡忡，更不要焦虑，而要以舒畅的精神状态，等待每次月经的来潮。

经行为何会发生浮肿

妇女于经行前后或适值经期，出现面目、四肢浮肿，月经过后自行消退者，称为"经行浮肿"。

本病多与脾肾阳虚，气化不利，水湿不运；或肝郁气滞，血行不畅等有关。

（1）脾失健运。素体脾虚，或饮食劳倦伤脾，或久居湿地，或经期冒雨涉水。湿邪内侵，经行时阴血下注，气随血下，脾气益虚，转输失司，水湿内停，泛滥横溢，留于肌肤，而成水肿。

（2）肾阳不足。素体肾虚，或多产、房劳，损伤肾气，经血下注，阴盛于下，肾阳不得敷布，不能化气行水，而成浮肿。

（3）肝郁脾虚。情志抑郁，气机不利，木郁侮土，脾虚气滞，健运失司，不得通调水道，水湿蕴郁不化，发为浮肿。

（4）气滞血瘀。情志损伤，气机不利，碍血畅行。月经以通畅为顺，若气滞血瘀，经行不畅，滞而为肿。

第 3 章

诊断须知

确诊病症下对药，必要检查不可少

诊断月经病时如何进行望诊

望诊主要是观察患者的神、色、形、态,以测知其体内变化的情况。

(1)望面色。人体内脏腑气血发生异常时,往往会在面部反映出相应的病色。如面色白而体胖虚浮,多属气虚而有痰湿,临床可见月经过多、月经先期、崩漏、经行泄泻等;面色萎黄而身体消瘦,多为血虚、脾虚,临床可见月经后期、月经过少、闭经等;面色浮红而颧赤者,多为阴虚火旺,临床可见闭经、崩漏、经行吐衄、经行发热等;面色紫黯,多为瘀血停滞,可见痛经、闭经等;面色晦暗,颊部、额部有黯黑斑,或眼眶黯黑者,多为肾气不足,可见月经后期、闭经、崩漏、席汉病等。

虽然我国人同属黄色人种,但由于人们的工作环境、营养状况、年龄阶段、所处气候等有所不同,其肤色也不可能一致。长期室内工作的人肤色即稍白,久经日晒的人肤色就相对地黑;年少的女子则肤色白嫩,年长的妇女则肤色会相应变得稍暗,更由于有些女子善用化妆品涂抹,会影响本来的肤色。以上这些情况,临证时都应注意。

(2)望舌。望舌对于判断脏腑气血的虚实盛衰,分辨病位之所在,区分病邪之性质,判断病情之轻重,预测病变之预后等,都有其重要意义。望舌包括舌质和舌苔。

①望舌质。舌质是舌体的本身。舌质望诊也应注意神、色、形、态的变化。神的表现主要在舌质的枯荣。舌体荣润红活者，多数病情较轻，预后也好；若舌体干枯无华，板硬或瘦瘦者，多表明病久病沉，治疗困难，预后欠佳。

舌色有红、黄、绛、紫、灰、黑等几种。舌色较正常红者多为热，舌尖红赤为心火或兼有肺热，舌边红赤为肝胆之火炽盛，往往见于月经先期、月经过多、崩漏、经行吐衄等。舌色较正常淡者多属血虚，淡白者多因气血亏损或兼有内寒，多见于月经后期、月经过少、闭经、痛经等。舌色较正常黯，多属气血瘀滞，运行不畅，可见月经不调、经行乳胀、经行胃痛、经行胁痛等。舌色黯甚，或见有瘀点或瘀斑者，多属瘀血内阻，常见痛经、闭经、人流后胚胎残留等。

舌形与舌态，包括舌的老嫩、芒刺裂纹、胀、瘦和舌的软、硬、战、痿、歪、舒、缩、吐弄等。与月经病关系密切的主要为舌形的胀、瘦与舌态的软、硬。舌胀胖大湿润，或边有齿痕者，多为脾虚或脾虚挟痰，常见于经行浮肿、经行泄泻、经断前后证候等。舌瘦瘦小而薄，多属津亏血少，瘦薄而色淡者多为气血俱虚，常见于月经后期、月经量少、崩漏、闭经等；瘦薄而色赤干燥或有裂纹者，多为阴虚火旺，阴津耗损，常见于经行量多、月经先期、崩漏、经行发热、经行腰痛等。

舌体柔软灵活者病情较轻,病程短暂,在月经病临床以此种舌态为主;舌体硬强在临床上虽较少遇及,但多提示病情较重,多由热邪盛极,或瘀阻经脉而致,可见于经行抽搐、经行神志失常等。

②望舌苔。舌苔是舌面的苔垢。舌苔之厚薄,可察邪气之盛衰;舌苔之颜色,可诊病情之寒热;舌苔之润燥,可候津液之存亡。舌苔白者多属寒;黄者多属热;黑者有寒或有热,多属病久而重;苔白腻者多主寒湿;苔白而干者,多主寒邪化热伤津;苔黄腻者多主湿热;苔黄糙者多属胃热伤津;苔黄厚者多属胃肠湿热;苔黑薄者多属虚寒;苔黑厚者多为实热之甚等。

舌苔与舌质,虽然是不同的两个方面,但在临床应用上不能截然分开,必须进行综合分析,才能做出正确的诊断。

(3)望唇齿。脾开窍于口,其华在唇;肾主骨,齿为骨之余。望唇齿对于诊察脾、肾病证有一定帮助。

①望唇。唇色淡白多为血虚,常见于月经过多,崩漏等出血性月经病;脾虚化源不足也常出现唇色淡白。唇色较正常红者多为热证,深红而干焦者,是热盛伤津的征象,常见于月经先期、月经量多、经行发热、经行口渴、经行吐衄等。唇色发黄而较平时厚者,多属脾虚湿盛,可见于经行泄泻、经行浮肿、经质清稀、经断前后证候等。唇色青者主寒又主痛,主血脉凝滞,常见于痛经、经行胸痛,以及

经行癫痫、经行抽搐、经行哮喘等病证。口唇燥裂，甚则从裂口处渗血者，多属于燥热伤津，阴虚火旺，多见于经行量多、月经先期、经行发热、经行便血等。

②望齿。牙齿的情况也能反映人体的健康状况，可以推测肾气的盛衰。一般来讲，牙齿干燥者，多见于热邪伤津，常见于经行量多、经行心烦、经行口渴、经行发热、经行不寐、经行狂躁等。牙齿干枯如枯骨者，多属肾阴大亏，真精不足，可见于经行腰痛、经断前后证候、闭经、月经稀发、经来过迟等。年未老而牙齿早脱落者，多提示肾气早衰，天癸不足，常见于未及"七七"（即49岁左右）之年，即出现月经闭止不行，以及月经稀发、经行乏力、经行遗溺、经断前后证候等。女孩生牙过晚，多是先天不足，肾精未充的表现，待"二七"（即14岁左右）之年，月经会不以时而下，出现经行过迟，青春期月经稀发、经乱等。

（4）望形态。形态包括体形和姿态。观察患者形体的强弱胖瘦和动静姿态，也是月经病望诊中的一个重要内容。女子到了14岁以后，身体的发育逐步趋向成熟，胸廓、肩部、臀部丰满、乳房隆起，有腋毛和阴毛的生长，表现出女性具有的体态，并有月经来潮，这是女子青春期的标志。若年逾18周岁，身体仍矮小，肌肉羸瘦，乳房平坦，形同幼女，且无月经来潮者，为肾气未充的表现。形盛是有余的表现；消瘦为不足的象征。肥人形厚，常多血少气，气虚不运，容易停湿生痰；瘦人阴虚，常气少血，相火易于亢奋。正如《丹溪心法》中所说："肥人湿多，瘦人火多。"在临床上常见同感一邪发病，其素体阳虚的，多从寒化，阴虚的多从热化，说明病因虽同，体质禀赋不同，则疾病性质及其转变也往往不一致。所以观察患者素质形态，有助于综合分析临床症状。

（5）望月经。月经色泽之深浅、质之稠稀、量之多少、有无血块等，在临床上多数靠问诊获得，有时单、凭人的陈诉不一定准确，必要时可通过望诊获得。经色深者多属实、属热，色浅者多属虚、属寒；量多者多为实为热；量少者多为虚为寒；质稀者多为虚证，质稠者多为实证，有块者多为气滞或血瘀。实际当中还需参合临床见证加以辨别。

望诊的内容丰富繁多，在此不一一详述。在临床上，不论多么细小的情节，均应留意识别，再结合其他诊法，才可做出比较正确的诊断。

诊断月经病时如何进行闻诊

闻诊包括闻声音和嗅气味两个方面。前者凭听觉以诊察患者的语言、呼吸、咳嗽等声音；后者凭嗅觉以诊察患者和病室的气味以及患者的排泄物等，来鉴别疾病。

（1）听声音。声音来源于气的鼓动。气有盛衰，所以声音就有强弱，声音的改变往往是内脏功能强弱的体现。外邪的刺激或内脏功能的病变，有时可导致声音的异常。发声重浊，声高而粗，多属实证；发声轻清，低微细弱，多属虚证；嗳声噫气，多属胸脘不畅。呼吸较粗者，多属正气不足。时发长吁短叹者，多为情志抑郁，胸怀不舒。如经行咳嗽，咳声重浊者，多为肺气壅盛；咳声不扬而气粗者，多属肺热；咳声低弱者，多为肺虚；咳气不畅者，多属肺气不宣。再如经行呕吐，吐声微弱，吐势徐缓者，多属虚寒；吐声壮厉，吐势较猛者，多属实热等。

（2）嗅气味。口出酸气者，多为胃有宿食，可见于经行胃痛、经行泛酸等；口气臭秽者，多有胃热，可见于经行神志失常、经行口疮等。月经臭秽者，多属瘀热或湿热；经味腥臊者，多属寒湿；经味臭秽难闻者，多为湿热蕴结成毒等。

值得注意的是，在闻诊时要注意患者生理的缺陷和感情心理状态上的变动，以及患者职业、生活习惯、卫生状况、文化水平的不同，并要与望、问、切三诊密切结合。

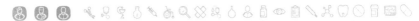

诊断月经病时如何进行切诊

切诊包括脉诊和按诊两部分，两者都是运用医生的手，对患者体表进行触摸按压，从而获得辨证资料的一种诊断方法。

（1）脉诊。月经将至或正值经期，无其他症状，其脉滑利者，为经行正常脉象。若滑中带数而有力者，多由冲任伏热，可见于月经先期、月经量多等；若沉细略滑者，多为血虚血海不充，可见于月经后期、月经量少、闭经等；脉细数而弱者，多属虚热伤津，阴亏血少，可见于经期过长、经行色淡、经行心悸等，脉来虚数而弱者，多为血亏脉道失充，可见于月经过多、崩漏、经行吐血等。突然失血过多者还可出现扎脉等。

妇女的脉象，一般较男子柔弱而细小。《难经·十九难》中说："男脉在关上，女脉在关下，是以男子尺脉恒弱，女子尺脉恒盛……男得女脉为不足……女得男脉为太过。"这一点临证中亦应加以注意。

（2）按诊。按诊是医者运用双手直接触按患者身体表面，以观察疾病的变化。

①按尺肤。从肘部内侧至掌后横纹处，名叫尺肤。诊察这一部分皮肤的缓急、滑涩、寒热，可以辨别病情的寒热、虚实。在月经病的诊察方面，由于进行其他部位的按诊有诸多不便，所以诊尺肤

部显得比较重要。《灵枢·论疾诊尺篇》中说："审其尺之缓急大小滑涩，肉之坚脆，而病形定矣。"如果尺肤滑润，多病情较轻；尺肤枯涩，多病情较重，或有瘀血，可见于闭经、席汉病、久漏不止等。尺肤粗糙而热者，多属阴虚有热，可见于经行不寐、经行吐衄、经行神志异常等；尺肤润泽而凉者，多属阳虚内寒，可见于经行后期、经行畏寒、经行腰痛、经行遗尿等。

在临床上如果在进行其他诊断方法的同时，正确利用诊尺肤，对于辨证有颇多益处。正如汪石山所谓："既诊三部，而再柔其尺肤，可以得其身之冷暖、形之肥瘠、肤之疏密，可以知其深浅、内外、新久之病情。"

②按体表。主要在于探明全身肌表之寒温、润燥、肿胀等情况，以为辨证搜集佐证资料。如四肢不温，多为阳气不布，气血运行不畅，可见于病程迁延日久的月经病之月经后期、闭经、痛经等；如手足心热，多为阴虚内热，常见于经行量多、经行咳嗽、经行不寐、经行心悸等；如体表浮肿，按之凹陷不起者多为水湿，随按随起者则属气胀，可见于经行浮肿、经行泄泻、经行身痛、经断前后证候等。

在月经病的诊断中，必须四诊合参，不可偏废，并要结合全身症状，抓住主要矛盾，分清寒、热、虚、实，明确病变所属脏器与经脉，才能做出正确的诊断。

⑱ 诊治月经病时为何要考虑体质差异

　　人体由于先天禀赋的不同和后天条件的影响，可以形成不同的体质。《普济方·妇人诸疾门》中指出："男子以阳为主，则阳胜乎阴；女子以阴为主，则阴胜乎阳。"故女子体内阴气较盛，阳气较弱，体属阴，以血为主。由于男女体质的不同，对致病因素的易感性也有明显差异。女子一般较易感受阴性病邪，如风寒湿之类，发病以阴证、寒证和虚实夹杂证为主，并且病后易虚化、寒化和湿化。这是从男女体质比较而言。

　　虽同属女性，体质也有偏于阴虚者，有偏于阳虚者；有偏于气虚者，有偏于血虚者；有偏于肾虚者；有偏于脾虚者；有偏于热者，有偏于寒者；有体形肥胖者，有体形瘦小者；有性情开朗者，有性情抑郁者等等，这些种种体质的偏颇，往往也就是某些致病因素的易感体质。若素体偏于寒，则易病经行后期、经行量少、经行腹痛等；素体偏于热，则易患经行先期、经来量多、甚成崩中漏下，以及经行吐衄等；若素体性急多怒，易肝郁气滞为患，常致经期不准、经行乳胀、经行小腹胀痛、经行头痛等；素体抑郁多忧，易于脾气虚弱为病，常可致经行泄泻、经行量多、经行浮肿等；若素体肥丰，每多夹湿，易病经来量少，甚或闭经；素体偏瘦，每多有火，易患经来量多，甚或崩漏等。临证时务须详细审查患者的体质禀赋，以期有针对性地加以调治。

第 4 章

治疗疾病
合理用药很重要，综合治疗效果好

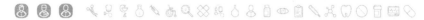

如何辨证治疗月经先期

本病的辨证应根据月经的量、色、质及临床见证等情况，辨别证之所属。月经量多、色淡、质稀者多属气虚；证见腰膝酸软，头晕目眩者多属肾虚；经量多、色紫红、质稠者多为血热；量或多或少，色或红或紫，胸胁小腹胀痛，嗳气频作，面红目赤者属肝郁化火；量少色红，骨蒸潮热者属阴虚火旺；经中多血块，并见腹痛者多有瘀血。

月经先期的治疗以清热与补虚为基本大法。但清热不宜用大苦大寒，以防寒凝滞血；补虚须佐理气之品，以免骤补滞气。对于夹有瘀血者，只宜斟酌活血，而不可妄投破血之品。

（1）气虚不摄。月经先期，经来量多，色淡质稀，神疲体倦，心悸气短，小腹空坠，食少便溏。舌淡白，脉虚弱无力。治宜益气摄血调经。首选方药为归脾汤（《校注妇人良方》）。人参（或党参）10～15g，黄芪15g，龙眼肉、酸枣仁各12g，白术、茯神、远志各10g，木香、当归、甘草各6g，生姜3片，大枣10枚。出血量多者可加仙鹤草30g，乌贼骨15g，阿胶（烊化）10g，以育阴止血；尿多便溏者加益智仁、补骨脂各10g，以止泻固脬；心悸者加柏子仁10g，五味子6g，以养心安神。

参考方药如下。

①举元煎（《景岳全书》）。人参、白术各 10g，黄芪 15g，炙甘草 6g，升麻 3g（适用于气虚下陷，或见有虚脱之势者）。

②补中益气汤（《脾胃论》）。黄芪 15g，人参、白术各 10g，当归、陈皮、升麻、甘草各 6g，柴胡 3g（适用于中气不足者）。

（2）阴虚血热。经来先期量多，色深红或紫红、质稠。心胸烦躁，面红唇干，口渴冷饮，尿短赤，大便干燥。舌质红或降，苔黄而干，脉滑数。治宜清热凉血调经。首选方药为清经散（《傅青主女科》）。白芍、地骨皮各 15g，茯苓、丹皮、青蒿、生地各 10g，黄柏 6g。经量过多者加白茅根、藕节各 30g，茜草根 10g，以凉血止血；口干咽燥者加元参 12g，麦冬 10g，以清热生津；大便干结者加大黄（后下）6g，以泻热通便。

参考方药如下。

①清热止血汤（《妇产科学》上海中医学院编）。鲜生地 20g，当归炭、生白芍、槐花、旱莲草各 15g，仙鹤草 30g，丹皮 12g，炒蒲黄 10g，熟军炭 8g（适用于郁热内盛，小腹疼痛者）。

②先期汤（《证治准绳》）。生地、白芍各 15g，当归、黄柏、知母、黄芩、香附各 10g，阿胶（烊化）10g，黄连、川芎、艾叶、炙甘草各 6g（适用于经量过多者）。

（3）肝经郁热。月经提前，量或多或少，色或紫或红，或有血块。胸胁、乳房、少腹胀痛，心烦易怒，口苦咽干。面红目赤，舌红，苔薄黄，脉弦数。治宜清肝解郁调经。首选方药为丹栀逍遥散（《内科摘要》）。丹皮、山栀子、柴胡、白术、茯苓各10g，白芍、当归各12g，薄荷3g，生姜3片。兼有肝火上逆，口苦咽干，面红目赤者加龙胆草10g，以泻肝火；经量偏少夹有血块者加益母草20g，泽兰12g，以养血活血；情绪不稳者加合欢皮15g，以畅情解郁；胸胁、两乳胀痛较重者加橘核、荔枝核各15g，以调和气机。

参考方药：清肝达郁汤（《重订通俗伤寒论》）。白芍、当归各12g，山栀子、菊花、丹皮各10g，陈皮、柴胡、甘草、橘叶各6g，薄荷3g（适用于肝郁不伸，胸满胁痛较重者）。

（4）阴虚内热。经来先期，经量偏少或正常（亦有经量偏多者），色红质稠。两颧潮红，午后发热，骨蒸盗汗，五心燥热。舌红而干，少苔，脉细数无力。治宜养阴清热调经。首选方药为两地汤（《傅青主女科》）。生地、元参各30g，麦冬、白芍各15g，地骨皮、阿胶（烊化）各10g。方中可加入龙骨、牡蛎各30g，以敛阳固阴。五心烦热重者加鳖甲、青蒿、白薇各10g，以退虚热。

参考方药如下。

①生地黄散（《素问·病机气宜保命集》）。生地、熟地、地

骨皮各12g，枸杞子、天门冬、黄芪、白芍、黄芩各10g，甘草6g（适用于经量偏多而兼见有气虚表现者）。

②地骨皮饮（《医宗金鉴》）。地骨皮、丹皮、当归各10g，生地、白芍各12g，川芎6g（适用于血虚而有热者）。

（5）肾虚不固。月经先期，量或多或少，色淡质稀。腰膝酸软，头晕目眩，耳鸣作响，精神不振，小便频数，带下淋漓。舌淡红，苔薄白，脉沉细无力。治宜益肾固冲调经。首选方药为补肾固冲丸（《妇产科学》湖北中医药大学）。菟丝子240g，续断、鹿角霜、巴戟天、杜仲、枸杞子、白术各90g，当归60g，阿胶、党参各120g，砂仁15g，大枣（去核）50枚，熟地黄150g。共为细末，炼蜜为丸，每服6g，日服3次，经期停服。经量偏多者去当归，加补骨脂60g，以固冲任；带下量多，大便溏泄者加肉豆蔻20g，吴茱萸20g，以温振脾阳。

按：本方原系治疗肾气不足，冲任不固而致的滑胎，经临床使用表明，对肾虚不固引起的月经先期也有较好的疗效。凡因肾虚引起的病证，难以朝夕即收全功，使用丸药缓图较为适宜。

参考方药：固阴煎（《景岳全书》）。党参12g，熟地15g，菟丝子18g，山药、五味子各6g，山萸肉10g，远志、甘草各3g（适用于肾阴不足，经水因虚而超前或不固者）。

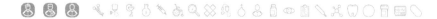

（6）瘀血阻滞。月经先期，经色紫黯，夹有血块，小腹满痛而拒按，血块排出后腹痛减轻。舌黯或有瘀斑，脉细弦或涩。治宜活血行滞调经。首选方药为桃红四物汤（《医宗金鉴》）。桃仁、当归各10g，红花、川芎各6g，熟地15g，白芍12g。方中可加三七10g，以活血止血。兼有气滞者加香附、乌药各10g，以理气；月经量多，腹痛明显者加蒲黄炭、花蕊石各9g，以化瘀止血止痛。

参考方药：少腹逐瘀汤（《医林改错》）。当归、赤芍、五灵脂、元胡各10g，川芎、蒲黄、干姜、没药、小茴香、肉桂各6g（适用于兼见寒象者）。

哪些脐疗方法对月经先期有效

脐疗对月经病的治疗有其独特的疗效，对月经先期同样有较好的疗效。以下几则处方可供辨证选用。

（1）取当归30g，川芎15g，白芍、苁蓉、炒五灵脂、炒元胡、白芷、苍术、白术、台乌药、小茴香、陈皮各9g，柴胡、黄芩、丹皮、地骨皮各6g，炒黄连、炒吴茱萸各3g。各味混匀研为细末，用陈醋或米饭调和药末，放入锅中炒至极热，装入厚白布熨袋备用。患者仰卧床上暴露脐部，药熨袋趁热于患者脐上下熨之，熨后把药熨袋放于脐窝上，外用宽绷带布条固定，待袋内药冷却后，再炒热敷熨。每天敷熨 1 次，直至月经正常为度。本方清热凉血，主治月经不调及血热型月经先期、量多、色深红或紫、舌红、脉滑有力者。

（2）取党参、黄芪、白术各 12g，干姜、甘草各 6g。各味和匀研为细末敷脐中，外用纱布覆盖，胶布固定。3 天换药 1 次，直敷至月经正常为止。本方补气健脾，适用于气虚为主之月经先期、量多、色淡红、质稀薄、肢体倦怠、舌质淡、脉弱无力者。

（3）取当归 30g，川芎 15g，白芍、五灵脂、元胡、肉苁蓉、苍术、白术、乌药、小茴香、陈皮、半夏、白芷各 9g，柴胡、黄芩、地骨皮各 6g，黄连同吴茱萸炒各 3g。烘干，研为细末，贮瓶备用。每于月经临行前一周开始用药。用时取药粉 2g，以黄酒调或米醋调成稠膏，纱布包裹，敷脐部，每次 30 分钟，一日换 2 次。本方理气活血，适用于属气滞血瘀型月经先期，证见经行提前，经行腹痛，经色黯而有块者。

哪些简便处方可供月经先期患者自选

以下介绍的处方，都是经过临床实践证明有效的方药，患者可以根据前面介绍的有关月经先期的各型病状，自行选择治疗方法，如果条件方便的话，最好是在有临床经验大夫的指导下，进行选择施用。

（1）生石膏 500g，丹皮 400g，生地 300g，白芍 200g，知母 100g，冰片 10g。先将石膏打碎，再将后四味烘干研为粗末，兑入冰片，混匀后装入枕芯，每月更换 1 次（适用于血热型患者）。

（2）生牡蛎 30g，白芍 15g，地骨皮、女贞子、旱莲草各 10g，柴胡 5g。月经干净后连服 5～7 剂（适用于阴虚血热者）。

（3）黄芩、香附各 10g，丹皮 6g。水煎服，每日 1 剂，经前连用 7 天（适用于肝郁化热者）。

（4）黄芪 15g，党参 12g，炒白芍、香附各 9g，炙甘草、川芎各 6g，肉桂 3g。水煎服，每日 1 剂（适用于脾虚失摄者）。

（5）鹿角霜、桑寄生各 15g，川断、旱莲草各 12g。水煎服，每日一剂（适用于肾虚不固者）。

（6）丹参、益母草各 15g，香附 10g。水煎服，每日 1 剂（适用于气滞血瘀者）。

（7）党参、黄芪、白术、茯苓、龙骨各 20g，当归、枣仁、桂圆肉各 15g，远志、丹草各 10g。水煎服，每日 1 剂，连服数日（适用于气血不足者）。

哪些简便处方可供月经后期患者自选

可供月经后期患者自行选用的治疗方法很多，兹举以下数则。

（1）简便验方

①调经活血枕。香附、陈皮各300g，合欢皮、蒲黄、五灵脂、石菖蒲、皂角、白芥子各100g，冰片10g。将前8味一起烘干，研为粗末，兑入冰片，装入枕芯（适用于气滞、血瘀，痰阻型患者）。

②小茴香、干姜、乌药各10g。水煎服。

③吴茱萸、小茴香各12g，香附、乌药各10g。水煎服（以上两方适用于寒凝冲任者）。

④紫石英30g，仙茅、桂枝、益母草各10g，续断15g，水煎服。每日一剂（适用于阳虚寒凝者）。

⑤阿胶（烊化）12g，鸡血藤30g，泽兰10g。水煎服（适用于以血虚为主者）。

⑥鸡血藤30g，香附、佛手、川芎各12g。水煎服，每日一剂（适用于气滞血瘀者）。

⑦熟地24g，枸杞子24g，女贞子12g，鹿角胶10g，菟丝子10g。水煎服，每日一剂（适用于肾虚精亏者）。

⑧苍术、白术、陈皮各12g，生苡仁30g。水煎服（适用于脾虚

痰阻者）。

（2）饮食疗法

①艾叶、益母草、干姜各 30g，鸡蛋 5 枚。将鸡蛋煮熟后去壳，再煮数沸分二次食下。

②小茴香 15g，红糖 30g。代茶饮（以上两方适用于寒凝冲任者）。

③黄芪、党参、当归各 30g，生姜 50g，羊肉 500g。文火煮至羊肉烂熟后，加入少量调味品，食肉喝汤（适用于气血不足者）。

④当归、阿胶各 30g，黄酒 1000ml。将药与酒共置瓷器内，隔水加热，煮沸一小时后过滤去渣即成。每次 30ml，日服 2 次（适用于以血虚为主者）。

⑤香附、川芎各 15g，红糖 60g。代茶饮（适用于气滞血瘀者）。

⑥淫羊藿、续断各 30g，黄酒 800ml。热浸制取。每次 20ml，日服 2 次（适用于阳虚内寒者）。

⑦鳖 1 只，白鸽 1 只，枸杞子 60g。煮熟后食肉喝汤（适用于肾精亏虚者）。

⑧鲜橘皮 12g，代茶饮。

⑨薏苡仁、芡实各 30g，粳米 100g。煮粥食用（适用于痰湿阻滞者）。

怎样用简便方药治疗月经先后无定期

月经先后无定期患者一般自觉症状都比较轻微，没有过大的痛苦，较少能主动去检查治疗，而掌握了可供自己选择使用的简便治疗方法后，患者完全可以根据自己的病情而择方用药。

（1）中成药

①越鞠丸，每服 6g，日服 2 次。

②逍遥丸，每服 9g，日服 2 次（适用于肝郁气滞者）。

③补中益气丸，每服 9g，日服 3 次（适用于气虚明显者）。

④人参归脾丸，每服 9g，日服 2 次（适用于心脾两虚者）。

⑤脾肾双补丸，每服 9g，日服 2 次（适用于脾肾两虚者）。

⑥金匮肾气丸，每服 6g，日服 3 次（适用于肾气虚者）。

⑦调经活血片，每服 5 片，日服 3 次（适用于气滞血瘀者）。

⑧妇科调经片，每服 4 片，日服 3 次（适用于气虚血亏者）。

（2）简便验方

①香附 18g，丹参、麦芽各 12g。水煎服（适用于肝郁气滞者）。

②益母草 30g，红花 10g。水煎服（适用于血瘀者）。

③枸杞子 15g，旱莲草 10g，巴戟天 12g。水煎服（适用于肾虚者）。

④解郁调经药枕：柴胡 300g，香附 250g，乌药 200g，合欢花

150g，川芎 100g，木香 50g。诸药烘干后研为粗末，装入枕芯即成（适用于因情志不遂致病者）。

（3）饮食疗法

①香附 50g，黄酒 500ml。煮数沸后过滤去渣，每服 30ml，日服 3 次。

②月季花 50g，蒲黄（包）10g。水与黄酒各半煎取，一次服下，每日一剂（适用于肝郁型患者）。

③当归 10g，杞果 20g，羊肉 100g。炖煮后少佐调味品，食肉喝汤。

④黑豆 60g，苏木 30g，红糖适量。煮熟后去苏木食用（适用于肾虚型患者）。

⑤月季花 10g，核桃仁 30g，红糖 60g。水与黄酒各半煎取一次服下（适用于肝郁肾虚型患者）。

⑥韭菜 100g，羊肝 150g。炒菜食用（适用于肝郁血虚型患者）。

⑦山药、粳米各 60g。煮粥食用（适用于脾肾两虚者）。

⑧党参、黄芪、当归各 15g，母鸡 1 只。煮熟后食用（适用于心脾两虚者）。

⑨香附 10g，益母草 30g，红糖、黄酒各适量。同煮后服用（适用于气滞血瘀型患者）。

（4）针灸疗法

①体穴。三阴交、气海、足三里、血海、肾俞、膈俞、期门。

每次取 2 ～ 3 穴针刺。

②耳穴。子宫、卵巢、内分泌、肾、肝。每次取 2 ～ 3 穴针刺或用王不留行籽贴压。

经期过长患者如何自我择药调经

凡有一定医疗知识的经期过长患者，只要经过有关检查排除器质性因素外，可自行选择以下方药治疗。

（1）中成药

①知柏地黄丸，每服 9g，日服 2 次（适用于阴虚火旺者）。

②龙胆泻肝丸，每服 6g，日服 2 次（适用于湿热下注者）。

③金匮肾气丸，每服 9g，日服 2 次（适用于肾气不足者）。

④归脾丸，每服 9g，日服 2 次（适用于脾虚失摄者）。

⑤益母草膏，每服 20g，日服 3 次（适用于血瘀阻脉者）。

⑥云南白药，每服 0.5g，日服 3 次（适用于各型之出血量多而经久不止者）。

（2）简便验方

①女贞子、旱莲草、生地各 12g，茜草 10g（适用于阴虚血热者）。

②黄柏、苍术各 10g，薏苡仁 20g，侧柏叶 12g（适用于湿热

下注者）。

③三七粉 1g，水冲服（适用于血瘀者）。

④黄芪 18g，党参 12g，炒升麻、炒荆芥各 10g，香附 6g（适用于脾虚失摄者）。

⑤鹿角霜、川续断各 15g，乌贼骨 10g（适用于肾气不固者）。

（3）饮食疗法

①黄芪、人参各 30g，生鸡 1 只，切块。煮熟后食用（适用于脾虚者）。

②当归、川芎各 15g，红花 10g，黄酒 500ml。煮数沸后过滤去渣，每服 30ml，日服 2 次（适用于血瘀者）。

③山药、黑木耳炒肉片，以真藕粉着泥（适用于肾气不固者）。

④女贞子、旱莲草各 10g，代茶饮（适用于阴虚内热者）。

⑤鲜生地 60g，赤小豆 30g，粳米 200g。煮粥食用（适用于阴虚内热或湿热下注者）。

如何用成药便方治疗经期过短

（1）中成药

①六味地黄丸，每服 6g，日服 2 次（适用于肾阴不足者）。

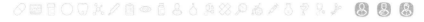

②人参健脾丸，每服 6g，日服 3 次（适用于气血不足者）。

③阿胶膏，每服 20g，日服 3 次（适用于血虚者）。

④调经化瘀丸，每服 20 粒，日服 3 次（适用于血瘀者）。

⑤右归丸，每服 6g，日服 3 次（适用于肾阳不足者）。

⑥八珍益母丸，每服 9g，日服 2 次（适用于气血不足而夹瘀者）。

（2）简便验方

①益母草 30g，当归、白芍各 15g，川芎 10g，熟地 24g。水煎服（适用于血虚而有瘀者）。

②桃仁 12g，丹参 30g。水煎服。

③当归、山楂各 30g，川芎 10g。水煎服（适用于瘀血内阻者）。

④香附 12g，益母草 30g。水煎服（适用于气滞血瘀者）。

⑤熟地、枸杞子各 24g，党参、当归、香附各 12g。水煎服（各型均可使用）。

（3）饮食疗法

①当归 30g，生姜 10g，羊肉 200g。加水适量，煮熟后食肉喝汤（适用于血虚者）。

②白鸽 1 只，血竭 30g，黄酒 1500ml。煎取 30 分钟后滤取清液，每服 30ml，日服 2 ~ 3 次（适用于血瘀内阻者）。

③鸡血藤 30g，水煎取汁 200ml，加入红糖适量，一次服下，每

日一次（适用于血瘀型患者）。

④鸡血藤、当归各 30g，生鸡 1 只。煮熟后食用（适用于血虚血瘀者）。

⑤胎盘粉 3g，黄酒 30ml 冲服，每日 1 ~ 2次（适用于肾虚患者）。

（4）针灸疗法

①体穴。关元、三阴交、足三里、气海、脾俞、肾俞、命门、血海。每次取 2 ~ 3 穴针刺，或配合艾灸。

②耳穴。脾、肝、肾、腹、内分泌、子宫、卵巢。每次取 2 ~ 3 穴针刺，或用埋针法。

治疗经质黏稠的简便方法

以下成药、便方与食疗方可供经质黏稠患者斟酌自选。

（1）中成药

①知柏地黄丸，每服 9g，日服 3 次（适用于阴虚火旺者）。

②龙胆泻肝丸，每服 6g，日服 3 次（适用于下焦湿热或肝火旺者）。

③七制香附丸，每服 9g，日服 3 次（适及于气血瘀滞者）。

④丹栀逍遥丸，每服 6g，日服 3 次（适用于肝郁化热者）。

⑤三黄丸，每服 9g，日服 2 次（适用于热伏冲任者）。

⑥二妙丸，每服 9g，日服 3 次（适用于下焦湿热者）。

⑦二陈丸，每服 6g，日服 3 次（适用于痰湿下注者）。

（2）简便验方

①大黄 6g，生地 15g，川芎 10g。水煎服，每日一剂（适用于瘀热内结者）。

②川楝子、青陈皮各 10g，丹皮、川芎、芜蔚子各 10g。水煎服（适用于肝郁化热者）。

③苍术、白术各 12g，薏苡仁 15g，黄柏、川牛膝各 10g。水煎服（适用于湿热下注者）。

④苍术、白术、川芎、陈皮各 12g，薏苡仁 30g。水煎服（适用于痰湿下注者）。

⑤竹叶、生地各 15g，赤芍、丹皮各 12g，知母、黄柏各 10g。水煎服，每日一剂（适用于有痰湿阻滞者）。

⑥木通、黄柏各 10g，丹皮、元参、川牛膝各 12g。水煎服（适用于热伏冲任者）。

（3）饮食疗法

①干芹菜 50g，冰糖 30g。水煎代茶饮（适用于热伏冲任者）。

②金针菜 50g，生山楂、白糖各 30g。做汤食用（适用于瘀热内结者）。

③鲜橘皮 30g。代茶饮。

④生苡仁、芡实、山药各 30g，粳米 100g。煮粥食用（适用于痰湿阻滞者）。

⑤鳖 1 只，生地 30g。煮熟食用（适用于阴虚火旺者）。

⑥元参、丹皮各 15g，白糖 30g。代茶饮。

⑦天冬、麦冬各 30g，鲜生地 60g，粳米 100g，煮粥食用。

⑧鲜马齿苋 250g，鸡蛋 2 枚。将马齿苋捣烂取汁，以此汁并加适量凉水，煮沸后倾入鸡蛋，加入少量调味品后食用（适用于热象明显而经来量多者）。

治疗经质清稀的简便方法

月经来潮，经质清稀淡薄，称为"经质清稀"。本症以虚寒者为多，主要有血虚、气虚、寒湿凝滞、脾肾阳虚、肝肾精亏等几种证型。分别可选用以下诸方。

（1）中成药

①四君子丸，每服 6g，日服 3 次（适用于气虚者）。

②阿胶膏，每服 15g，日服 3 次（适用于血虚者）。

③人参归脾丸，每服 9g，日服 2 次（适用于气血不足者）。

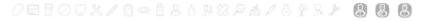

④六味地黄丸，每服 9g，日服 2 次（适用于肝肾不足者）。

⑤金匮肾气丸，每服 6g，日服 3 次（适用于肾阳不足者）。

⑥参茸大补丸，每服 6g，日服 3 次（适用于脾肾阳虚者）。

⑦女宝，每服 4 片，日服 3 次（适用于血虚寒凝者）。

（2）简便验方

①鸡血藤、熟地各 30g。水煎服，每日一剂（适用于血虚为主者）。

②黄芪 30g，党参、白术各 12g，荆芥穗 6g。水煎服（适用于气虚而经量偏多者）。

③黄芪 30g，当归、鸡血藤各 10g。水煎服（适用于气血不足者）。

④枸杞子 30g，熟地 24g，覆盆子、肉苁蓉各 10g。水煎服（适用于肾虚精亏者）。

⑤黄芪 30g，续断、补骨脂各 12g，桂枝、白芍各 10g。水煎服（适用于脾肾阳虚者）。

⑥桂枝、苍术、白术各 10g，川芎、陈皮各 6g。水煎服（适用于寒湿凝滞者）。

（3）饮食疗法

①当归 10g，枸杞子 20g，羊肉 100g。做汤食用。

②核桃、黑豆各 30g，红糖适量。煮熟后食用（适用于肾虚者）。

③黄芪、当归各 10g，羊肉 100g。做汤食用（适用于气血不足者）。

④艾叶、益母草各 30g，煮鸡蛋食用。

⑤桂皮、山楂各 10g，红糖适量。水煎代茶饮（适用于寒湿凝滞者）。

⑥党参、仙茅、补骨脂各 30g，黄酒 1000ml。煮数沸后过滤去渣，每服 30ml，日服 2 次（适用于脾肾阳虚者）。

⑦人参 10g，枸杞子 30g。代茶饮（适用于气血不足及肾精亏虚者）。

如何用成药与简便方药治疗经来成块

（1）中成药

①七制香附丸，每服 9g，日服 2 次（适用于气滞偏重者）。

②妇科调经片，每服 4 片，日服 3 次（适用于血瘀偏重者）。

③艾附暖宫丸，每服 6g，日服 3 次（适用于虚寒凝滞者）。

④八珍益母丸，每服 6g，日服 2 次（适用于气虚血瘀者）。

⑤固经丸，每服 6g，日服 2 次（适用于血热者）。

（2）简便验方

①佛手、川芎、香附各 15g。水煎服，每日一剂（适用于气滞血瘀者）。

②艾叶、桂枝各 10g，鸡血藤 15g。水煎服（适用于寒凝血瘀者）。

③黄芪 30g，鸡血藤 15g。水煎服（适用于气虚血瘀者）。

④大黄 6g，黄芩、丹皮、五灵脂各 10g。水煎服（适用于热灼血瘀者）。

⑤当归 30g，红花、川芎、月季花各 15g。共为细末，贮瓶备用。每取药末 6g，用温水调成糊状，敷于脐部，外敷纱布，隔日换药一次，经前 3 天起用，用至经净（凡有瘀血者均可使用）。

（3）饮食疗法

①艾叶、益母草各 30g，生姜 15g，鸡蛋 6 枚。共置锅内水煮，待蛋熟后去壳，再煮 30 分钟，每日早晚各服少量汤，并吃鸡蛋一枚。

②益母草、红糖各 30g，黄酒 500ml。煮沸 20 分钟后过滤去渣，每次服 30ml，早晚各服一次（适用于寒凝血瘀型患者）。

③黄芪 30g，当归 10g，羊肉 100g。炖煮后加调味品食肉喝汤，每日一次（适用于气血俱虚者）。

④香附 50g，捣碎，黄酒 500ml。同煮 30 分钟后去渣，每次服 30ml，日服 2 次（适用于气滞血瘀者）。

⑤芹菜、金针菜各 30g，做汤服用，每日一次。

⑥鲜生地 60g，粳米 100g。煮粥食用（适用于血热患者）。

👨 经如牛膜如何辨证治疗

本病以经行剧烈腹痛，甚则出现晕厥，经血中有膜样片状血块，块下痛减为临床特征。临证需根据疼痛的时间、部位、性质及经血之色质，结合年龄特点加以分析。其治疗以活血化瘀治其标，补肾助气化治其本。在经期重活血化瘀，平时宜补肾助阳，并根据不同证型而灵活遣方用药。

（1）气滞血瘀。月经来潮腹痛剧烈，瘀血排出后疼痛减轻，经血中有膜样物，经量或多或少，色紫黯，质稠。腹痛拒按，精神抑郁，胸闷不舒，乳房胀痛。舌紫黯或有瘀斑，脉弦或涩。治宜行气活血，祛瘀止痛。方用膈下逐瘀汤。桃仁、红花、当归、赤芍、川芎、丹皮、乌药、香附、元胡、五灵脂各 10g，甘草 6g。小腹胀痛重者再加郁金 15g，莪术 10g，以行气通经；经血排出不畅者加刘寄奴 15g，制没药 10g，以祛瘀通经。

（2）寒凝冲任。经行小腹冷痛难忍，量少色黯，月经中夹有牛膜样物。腹部喜热拒按，畏寒肢冷，便溏尿清长。舌苔白，脉沉紧。治宜温经化瘀，散寒止痛。方用少腹逐瘀汤。当归 15g，赤芍 12g，川芎、蒲黄（包）、五灵脂（包）、元胡各 10g，干姜、小茴香、肉桂、制没药各 6g，肉桂 3g。寒邪重者加炮附子 10g，以暖宫蠲寒；

疼痛重者加莪术、青皮各 10g，郁金 15g，以温经止痛。如为青春期患者可于方中加仙灵脾 15g，巴戟天 10g，以温运肾经；生育期患者可于方中加紫石英 30g，黄芪 15g，以益气挟阳。

（3）脾肾阳虚。月经来潮小腹疼痛，喜温喜按，月经量多，质稀色淡，血中夹有膜样物，膜样物排出后痛减。面色发白，形寒肢冷，腰腹冷痛。便溏，夜尿频。舌淡苔白，脉沉迟无力。治宜补脾益肾，祛瘀止痛。方用右归饮（《景岳全书》）合失笑散（《和剂局方》）。熟地 15g，山药、山萸肉、枸杞子各 12g，炮附子、杜仲、生蒲黄（包）、五灵脂（包）各 10g，肉桂、甘草各 6g。方中可再加乌药、莪术各 12g，干姜 10g，以暖宫通经。偏于肾阳不足者再加仙茅、仙灵脾各 12g，以温肾助阳；偏于脾气不足者加黄芪、党参各 15g，以补气健脾。

参考方药：附子理中汤（《阎氏小儿方论》）。附子、白术各 10g，人参（或党参）10 ~ 12g，干姜、甘草各 6g（适用于有便溏表现者）。

经如牛膜的简便治疗方法

（1）简便验方

①血竭（冲）3g，蒲黄（包）、元胡、山楂、川楝子各 9g，刘寄奴、

五灵脂（包）各 12g，柴胡、青皮各 6g。水煎服，经前 7 天开始服用，连服 7 ~ 10 剂，服用 3 个月经周期。月经量多者去柴胡、川楝子，酌加炮姜、大黄炭、三七末；经量过少者去青皮、山楂，酌加三棱、莪术、制乳没。

按：本方系朱南孙的经验方，对本病有较好疗效，对各型患者均可使用。

②蒲黄、五灵脂、三棱、莪术、乳香、没药、三七各 10g，山楂、青皮、元胡各 12g，血竭（冲服）2g。水煎服，每日一剂（适用于气滞血瘀者）。

③淫羊藿、仙茅、鸡血藤、香附、元胡各 12g，三棱、莪术各 9g，附子 6g。水煎服，每日一剂（适用于脾肾阳虚与寒凝冲任者）。

④肉桂 15g，吴茱萸、小茴香各 30g。共为细末，贮瓶内。每次取 20g，置锅内炒热后敷于脐部，外盖纱布，胶布固定，24 小时换药一次，经前 3 天开始使用，连用 3 天（适用于寒凝与气滞者）。

（2）饮食疗法

①酒糟蛋：鸡蛋 6 枚，酒糟 50g，香附、桃仁、川芎各 12g，用布包裹。先将鸡蛋煮熟去壳，锅内加水适量，放入无壳鸡蛋及药袋，文火煮 1 小时。经前早晚各食鸡蛋 1 枚，并饮汤适量，连用三天。

②益母草、元胡各 30g，煮鸡蛋食用（适用于气滞血瘀者）。

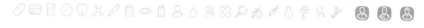

③红花、当归、川芎、黑胡椒各 10g，益母草 60g，黄酒 1000ml。煮数沸后过滤去渣，每服 25ml，日服 3 次（适用于寒凝血瘀者）。

④当归、桂皮、生姜各 15g，羊肉 200g。炖煮后食肉喝汤（适用于寒凝血瘀兼血虚者）。

⑤桂皮 6g，小茴香、山楂、生姜各 10g，红糖 50g。水煎代茶饮。

⑥艾叶 20g，水煎取汤 150ml，加红糖 50g 温服。经前及经期每日一剂，连服 5 ~ 7 天（适用于寒凝冲任者）。

（3）针灸疗法

①体穴。关元、命门、肾俞、脾俞、足三里、血海、气海、中极、天枢、太冲。每次取 3 ~ 4 穴针刺，或合用艾灸。

②耳穴。子宫、内分泌、皮质下、肝、脾、肾、腹。每次取 2 ~ 3 穴针刺，或用埋针法。

月经过多的简易治疗方法

（1）中成药

①人参归脾丸，每服 6g，日服 3 次。

②乌鸡白凤丸，每服 6g，日服 3 次（适用于气虚不摄者）。

③固经丸，每服 6g，日服 3 次。

④知柏地黄丸，每服 6g，日服 3 次。

⑤荷叶丸，每服 6g，日服 3 次（适用于阴虚血热者）。

⑥益母草膏，每服 20g，日服 3 次（适用于血瘀者）。

⑦云南白药，每服 0.3g，日服 3 次（适用于出血不止者）。

⑧香砂六君子丸，每服 6g，日服 3 次（适用于痰湿阻滞胞脉者）。

（2）简便验方

①棉花根、仙鹤草各 30g。水煎服（适用于气虚不摄者）。

②卷柏 30g。水煎服（适用于虚热者）。

③黄芩、香附、丹皮各 10g。水煎服（适用于肝郁化热者）。

④大黄、黄柏、地榆、侧柏叶各 10g，苦参、龙胆草各 15g，鲜茅根汁适量。先将前 6 味药研为细末，贮瓶备用。需用时取药术 15g，以茅根汁调膏敷脐，用纱布覆盖，每日换药 1 次（适用于湿热型患者）。

⑤茜草、小蓟各 30g。水煎服，每日一次（适用于血热或血瘀者）。

⑥三七粉 1g 冲服，每日 3 次。

⑦坤草 30g，茜草 15g。水煎服（适用于血瘀者）。

（3）饮食疗法

①干芹菜、金针菜各 30g。水煎代茶饮。

②鲜生地 30g，粳米 60g。煮粥食用。

③藕 250g，瘦猪肉 100g。水煮后食用（适用于血热者）。

④乌骨鸡 500g，黄芪 50g，艾叶 30g。煮熟后食肉喝汤。

⑤黑豆、红糖各 30g，党参 10g，煎汤服用（适用于气虚者）。

⑥益母草 60g，鸡蛋 6 枚。煮透后食用（适用于血瘀者）。

（4）针灸疗法

①体穴。气海、归来、三阴交、血海、阴陵泉、膈俞、太冲、太溪、关元、内关。每次取 3 ~ 4 穴针刺，并要依不同证型选用补泻手法。

②耳穴。子宫、内分泌、卵巢、肾。每次取 2 ~ 3 穴针刺，或用埋针法治疗。

月经过少应怎样采取简易治疗方法

（1）中成药

①妇科养荣丸，每服 6g，日服 3 次（适用于气血不足者）。

②女宝片，每服 4 片，日服 3 次（适用于血虚者）。

③子鹿膏，每服 50g，日服 2 次（适用于肾虚精亏者）。

④妇珍片，每服 4 片，日服 3 次。

⑤调经化瘀丸，每服 3g，日服 3 次（适用于血瘀阻滞者）。

⑥艾附暖宫丸，每服 6g，日服 3 次（适用于寒湿凝滞者）。

⑦六君子丸，每服 6g，日服 3 次（适用于痰湿阻滞，脾气不足者）。

（2）简便验方

①益母草 30g，当归 10g。水煎服（适用于血瘀阻滞者）。

②鸡血藤、熟地各 24g，阿胶（烊化）10g。水煎服，每日一剂（适用于冲任血虚者）。

③紫河车粉 10g，水冲服，每日 3 次（适用于肾精亏虚者）。

④小茴香、乌药、干姜各 10g。水煎服（适用于寒凝者）。

⑤苍术、白术各 12g，枳壳、泽兰、川牛膝各 10g，炒苡仁 30g。水煎服，每日一剂（适用于痰湿者）。

（3）饮食疗法

①益母草 30g，红糖适量。水煎代茶饮（适用于血瘀者）。

②鸡血藤 15g，红枣 10 枚，红糖适量，或配生鸡肉 200g，煮熟后食肉喝汤。

③鸡血藤、当归、大枣各 30g，生鸡 1 只。煮熟后食肉喝汤（适用于血虚、血瘀者）。

④红花 10g，黑豆 90g，红糖 60g。水煎后食豆喝汤（适用于肾虚血亏或寒凝血瘀者）。

⑤枸杞子 30g。代茶饮（适用于肾虚精亏者）。

⑥鳖1只，白鸽1只。煮熟食用（适用于精血亏虚者）。

⑦鲜橘皮30g。代茶饮。

⑧薏苡仁、山药、芡实各30g，粳米100g。共为细末煮粥食用（适用于痰湿内阻者）。

（4）针灸疗法

①体穴：三阴交、关元、足三里、血海、肾俞、命门、太冲、中极、脾俞。每次取3～4穴针刺，或根据病情配用艾灸。

②耳穴：子宫、卵巢、内分泌、皮质下、神门、交感、脾、肾。每次取2～3穴针刺。

如何用简易方法治疗月经多少无定量

（1）中成药

①逍遥丸，每服9g，日服2次（适用于肝郁脾虚者）。

②七制香附丸，每服6g，日服3次（适用于肝气郁滞者）。

③妇科养荣丸，每服6g，日服3次（适用于肝郁、气血不足者）。

④通经甘露丸，每服6g，日服2次。

⑤四物益母丸，每服9g，日服2次（适用于冲任血瘀者）。

⑥右归丸，每服6g，日服3次（适用于肾气不足者）。

（2）简便验方

①丹参 30g。水煎服（适用于血瘀者）。

②香附 12g，白芍 15g，甘草 10g。水煎服（适用于肝郁者）。

③菟丝子、续断、桑寄生各 15g，杜仲 12g，水煎服（适用于肾气不足者）。

（3）饮食疗法

①香附 60g，黄酒 1000ml。煮数沸后去渣备用，每服 30ml，日服 2 次（适用于肝郁者）。

②韭菜 100g，羊肝 150g。炒熟食用（适用于肝郁脾虚者）。

③月季花 50g，蒲黄 10g。加黄酒、清水各半煎服。

④益母草、陈皮各 30g，鸡蛋 6 枚。煮熟后食蛋喝汤（适用于冲任血瘀者）。

⑤山楂 60g，枸杞子、大枣各 30g，粳米 100g，煮粥食用（适用于肾气不足者）。

如何用简易方法治疗经行味臭

（1）中成药

①龙胆泻肝丸，每服 6g，日服 3 次（适用于湿热内蕴者或肝火

偏旺者）。

②固经丸，每服9g，日服2次（适用于血热而且月经量多者）。

③三黄丸，每服9g，日服3次（适用于湿热壅毒者）。

④丹栀逍遥丸，每服6g，日服3次（适用于肝郁火旺者）。

⑤金鸡冲剂，每服10g，日服3次（适用于下焦湿热者）。

⑥知柏地黄丸，每服6g，日服3次（适用于阴虚火旺者）。

⑦洁尔阴，配水洗外阴（适用于外阴痛痒者）。

（2）简便验方

①土茯苓、地丁、红藤各30g，赤白芍各15g，川芎、黄柏各10g。水煎服（适用于湿热蕴毒者）。

②苍白术、川牛膝各12g，黄柏、苡仁各15g，大黄6g。水煎服（适用于湿热下注者）。

③白茅根、车前草各30g。水煎服（适用于血热或下焦湿热者）。

④丹皮、赤芍、木通各10g，生地15g，元参12g。水煎服（适用于血热者）。

⑤竹叶、丹皮、山栀子、黄芩、川牛膝各6g，生地15g，麦冬12g。水煎服（适用于心肝火旺者）。

（3）饮食疗法

①干芹菜30g，白糖适量。水煎代茶饮（适用于血热者）。

②竹叶 6g，冰糖 30g。代茶饮（适用于心火旺者）。

③马齿苋 30g，车前草 20g。做菜食用（适用于湿热内蕴或湿热壅毒者）。

④泽兰 6g，元参 10g。代茶饮（适用于瘀热者）。

⑤金针菜 60g，瘦猪肉 30g。炒菜食用（适用于血热者）。

（4）针灸疗法

①体穴。三阴交、血海、中极、太溪、太冲、公孙、阴陵泉。每次取 3 ~ 4 穴针刺，用泻法。

②耳穴。子宫、内分泌、皮质下、肝、腹。每次取 2 ~ 3 穴针刺或埋针法治疗。

🧑‍⚕️ 经行味腥的简易疗法

（1）中成药

①逍遥丸，每服 6g，日服 2 次（适用于肝郁脾虚者）。

②金匮肾气丸，每服 6g，日服 3 次。

③艾附暖宫丸，每服 6g，日服 3 次（适用于下焦虚寒者）。

④香砂六君子丸，每服 6g，日服 3 次（适用于痰湿下注者）。

⑤清热凉血膏，每服 10g，日服 3 次。

⑥妇科千金片，每服 4 片，日服 3 次（适用于湿热蕴结者）。

（2）简便验方

①当归、艾叶、小茴香、乌药各 10g，益母草 12g。水煎服。

②续断、补骨脂各 12g，桂枝、鸡血藤、泽兰各 10g。水煎服（适用于下焦虚寒者）。

③鸡血藤 30g，黄柏、苍术各 12g，薏苡仁 15g。水煎服（适用于下焦湿热者）。

④苍白术各 15g，陈皮 10g，川牛膝 12g。水煎服（适用于痰湿阻滞者）。

⑤香附、荔枝核、乌药各 12g，白术、茯苓、党参各 12g，半夏、陈皮各 6g。水煎服（适用于肝郁脾虚或痰湿阻滞者）。

（3）饮食疗法

①薏苡仁、芡实、山药各 30g，粳米 100g。共为细末煮粥食用（适用于痰湿下注者）。

②干芹菜、绿茶各 10g。代茶饮（适用于湿热蕴结者）。

③青陈皮各 6g，山药 15g，白术 30g，黄酒 1000ml。煮数沸后去渣，每服 30ml，日服 2 次（适用于肝郁脾虚者）。

④补骨脂 30g，桂枝、川牛膝各 15g，黄酒 1000ml。煮数沸后去渣，每服 30ml，日服 2 次。

⑤艾叶、益母草各 30g，鸡蛋 10 枚。同煮待鸡蛋熟后去皮，再煮 30 分钟。每吃鸡蛋 2 枚，并饮汤适量（适用于下焦虚寒者）。

（4）针灸疗法

①体穴。关元、命门、肾俞、足三里、阳陵泉、阴陵泉、三阴交、脾俞、神门、天枢。每次取 3 ~ 4 穴针刺或用艾灸。

②耳穴。子宫、内分泌、皮质下、肾、腹、卵巢。每次取 2 ~ 3 穴针刺，或用王不留行籽贴压。

闭经患者如何选用中成药

中成药具有疗效可靠，服用方便，经济实惠等优点，但在中成药的选择上也要辨证施药。患者可以参考本节内有关条目介绍的内容，自行选用或在大夫指导下使用中成药调治。常用市售治疗闭经的中成药如下。

（1）人参养荣丸，每服 6g，日服 3 次。

（2）八珍益母丸，每服 6g，日服 3 次（适用于气血不足者）。

（3）人参归脾丸，每服 9g，日服 2 次（适用于心脾不足者）。

（4）七制香附丸，每服 6g，日服 2 次（适用于气滞血瘀者）。

（5）调经姊妹丸，每服 9g，日服 2 次。

（6）通经甘露丸，每服 6g，日服 2 次（适用于瘀血阻滞者）。

（7）当归丸，每服 6g，日服 3 次（适用于血虚血瘀者）。

（8）艾附暖宫丸，每服 9g，日服 3 次（适用于阳虚寒凝者）。

（9）知柏地黄丸，每服 6g，日服 2 次（适用于阴虚火旺者）。

（10）百合固金丸，每服 6g，日服 3 次（适用于肺肾阴虚者）。

（11）金匮肾气丸，每服 9g，日服 2 次（适用于肾气不足者）。

（12）香砂六君子丸，每服 6g，日服 3 次（适用于痰湿阻滞者）。

治疗闭经的简便药方

从许多期刊、读物当中，介绍能够治疗闭经的简便方药非常多。我们结合临床体会介绍以下几则处方。

（1）泽兰 30g，当归、芍药各 20g，甘草 6g。共为细末，每服 10g，日服 2 次，水冲服。

（2）当归 15g，益母草 30g。水煎服（适用于血虚血瘀者）。

（3）香附 30g，丹参 15g，茜草 10g。水煎服（适用于气滞血瘀者）。

（4）川芎、三棱、莪术各等份，共为末，贮瓶备用。每次取 15g，以黄酒调后敷脐，隔日换药一次（适用于瘀阻冲任者）。

（5）蚕沙炒黄为末，每次 10g，水冲服。

（6）车前子、茜草、香附各15g。水煎服（适用于痰湿阻滞者）。

（7）紫河车粉6g，水冲服，每日2次（适用于精血不足者）。

（8）百合30g，丹参15g，泽兰10g。水煎服（适用于阴虚血枯者）。

（9）淫羊藿、仙茅各10g，菟丝子、枸杞子各15g。水煎服（适用于肾气不足者）。

哪些简易疗法可治疗月经稀发

（1）中成药

①苁蓉补肾丸，每服6g，日服3次（适用于肾虚精亏者）。

②六味地黄丸，每服6g，日服3次（适用于肾阴不足者）。

③金匮肾气丸，每服6g，日服3次（适用于肾阳不足者）。

④人参归脾丸，每服6g，日服3次（适用于脾虚气弱者）。

⑤妇科养荣丸，每服6g，日服3次（适用于气血不足者）。

⑥六君子丸，每服6g，日服3次（适用于痰湿阻滞者）。

⑦女宝，每服4片，日服3次（适用于寒凝冲任而气血不足者）。

⑧艾附暖宫丸，每服9g，日服2次（适用于寒凝冲任虚证）。

⑨少腹逐瘀丸，每服6g，日服3次（适用于寒凝冲任实证）。

（2）简便验方

①紫河车粉，每次6g，水冲服，日服2～3次（适用于肾虚精亏者）。

②仙茅、仙灵脾、川续断、肉苁蓉各10g。水煎服（适用于肾阳不足者）。

③女贞子、茺蔚子、枸杞子、旱莲草各15g。水煎服（适用于肾阴不足者）。

④苍白术各12g，陈皮、香附、山楂、羌活、川芎各10g。水煎服（适用于痰湿阻滞者）。

⑤黄芪30g，党参、龙眼肉各15g，鸡血藤、丹参各20g。水煎服（适用于气血不足者）。

⑥炮附子、红花各6g，小茴香、乌药各12g。水煎服（适用于寒凝冲任者）。

（3）饮食疗法

①枸杞子15g，覆盆子10g。代茶饮（适用于肾虚精亏者）。

②鳖1只，白鸽1只，枸杞子、核桃仁各20g。煮熟后食肉喝汤（适用于肾虚精亏者）。

③人参6g，红花3g。代茶饮（适用于脾虚血瘀者）。

④黄芪30g，当归、生姜各10g，羊肉200g。炖熟后食肉喝汤（适用于脾虚血亏者）。

⑤小茴香、生姜各 15g，红糖 60g，黄酒 500ml。煮数沸后贮瓶备用，每服 30ml，日服 2 ~ 3 次（适用于寒凝冲任者）。

⑥川芎、艾叶各 15g，煮鸡蛋食用并喝汤（适用于寒凝冲任而有瘀者）。

⑦陈皮 30g，茯苓 12g。代茶饮。

⑧薏苡仁、山药、扁豆、山楂各 30g，粳米 200g。煮粥食用（适用于痰湿阻滞者）。

⑨淫羊藿、仙茅、枸杞子各 15g，黄酒 500ml。煮数沸后贮瓶备用，每服 30ml，日服 2 ~ 3 次（适用于肾阳不足者）。

（4）针灸疗法

①体穴。中极、关元、血海、三阴交、足三里、阳陵泉、命门、脾俞、肾俞、气海。每次取 3 ~ 4 穴针刺，或配用艾灸。

②耳穴。子宫、卵巢、内分泌、肾、脾、交感、肾上腺、脑、腹。每次取 2 ~ 3 穴埋针治疗。

溢乳闭经的简易治疗方法

（1）中成药

①六味地黄丸，每服 6g，日服 3 次（适用于肝肾阴虚者）。

100

②子鹿膏，每服 50g，日服 2 次（适用于肝肾不足者）。

③八珍益母丸，每服 9g，日服 2 次（适用于气血不足者）。

④乌鸡白凤丸，每服 9g，日服 2 次（适用于气血亏虚，阴精不足者）。

⑤凉膈散，每服 6g，日服 3 次（适用于阳明热盛者）。

⑥四逆散，每服 6g，日服 3 次（适用于肝郁气逆者）。

⑦逍遥丸，每服 6g，日服 3 次（适用于肝郁脾虚者）。

（2）简便验方

①党参 60g，鸡血藤 30g。水煎服。

②黄芪、丹参各 30g，川牛膝 15g。水煎服（适用于气血不足者）。

③枸杞子、旱莲草各 30g，当归、泽兰各 15g。水煎服。

④枸杞子 24g，龟板、元参各 15g，川牛膝 10g。水煎服（适用于肝肾不足者）。

⑤石斛 24g，天冬、麦冬各 15g，地骨皮 10g。水煎服（适用于阴虚胃燥者）。

⑥青皮、陈皮、莪术各 10g，白芍 15g，当归 12g。水煎服（适用于肝郁气逆者）。

⑦丝瓜络、茜草、川芎各 60g。共为细末，每服 6g，日服 3 次（适用于气血郁滞者）。

（3）饮食疗法

①黄芪 20g，当归、生姜各 10g，羊肉 150g。做汤食用（适用于气血不足者）。

②枸杞子 20g，肉苁蓉、旱莲草各 15g，冰糖 60g。水煎代茶饮（适用于肝肾不足者）。

③补骨脂、鹿角霜、川牛膝、红花各 30g，黄酒 2000ml。煮数沸后去渣，每服 30ml，日服 2 ~ 3 次（适用于脾肾不足，肝血亏虚者）。

④青皮、陈皮各 50g。代茶饮（适用于肝郁气逆者）。

⑤麦冬、元参各 15g，冰糖 30g。代茶饮（适用于阴虚胃燥者）。

⑥益母草 60g，鸡蛋 6 枚。煮熟后鸡蛋去皮，再煮 30 分钟。每次吃鸡蛋 2 枚，并饮汤适量（适用于伴有血瘀者）。

高泌乳素血症西医如何诊治

20 世纪 70 年代时，医生们曾希望通过开颅或经鼻手术切除肿瘤，甚至术后加放射治疗以根治之。但是，后来的观察发现，大多数患者手术后仍有高 PRL 血症及闭经泌乳，并未能治愈。不仅如此，手术及放射治疗可能还损伤正常垂体组织，造成一些新的症状。目前的治疗趋势是采用溴隐亭治疗，不必手术。

近几年，有大量报道运用中医药治疗 PRL 血症及因此而引起的闭经，临床疗效尚属满意，而且还可以避免溴隐亭治疗的副作用。

高泌乳素血症引起的闭经怎样正确应用溴隐亭

溴隐亭是一种类多巴胺的麦角类制剂，能抑制垂体分泌泌乳素（PRL），并能抑制垂体 PRL 瘤细胞生长、增殖，使其退化，从而使瘤体缩小。服药后血 PRL 水平可下降至正常，CT 或 MRI 检查可见瘤体缩小，患者可感到白带增多，月经来潮，基础体温（BBT）出现双相体温。上述效果的出现可早至服药后一个月，也有出现较迟者。

至今为止，溴隐亭仍依靠国外进口，价格较贵。但对本症确有特效，仍值得服用。一般用量为每日 2 ~ 3 次，每次一片。此药可能对胃肠道有些刺激作用，少数患者在服药初期会感到恶心、便秘、呕吐等，还可能引起头晕、心慌，改变体位时血压降低等，但慢慢能自然适应，因此开始服药时必须从每日半片起始，随餐同服，2 ~ 3 天后若无不适，则再加半片，即早晚各半片，再观察 2 ~ 3 天，仍能耐受，则加至早、中、晚各半片。以此类推，每 2 ~ 3 天为一个台阶，逐步加足量，然后维持。若副反应较大，可延缓加量的速度。

仅约 3% 的患者不能耐受而被迫停药。

服药期间，应测 BBT。按照医生嘱咐，定期复查血 PRL 水平，各种临床表现及蝶鞍 CT，以决定剂量的增减，服药不能间断，因为停药可使血 PRL 浓度又重新升高，疗效消失，在 BBT 上升期应及时性交，争取妊娠。一旦肯定怀孕后应停服溴隐亭，并按医生嘱咐定期复查，了解胚胎发育状况。

服溴隐亭后怀孕对胎儿有无不良影响是患者十分关心的问题。从有关资料介绍和使用的情况看，本药对胎儿无不良影响，不仅流产率、畸胎率都不比正常人群高，而且胎儿生长、发育、智力也都正常。

服溴隐亭怀孕分娩后，高 PRL 血症或垂体 PRL 瘤是否就痊愈了呢？这也是患者非常关心的一个问题。从临床实际来看，患者通过服用溴隐亭虽然已经怀孕并分娩，但是垂体 PRL 瘤不一定能够消失。比较正确的方法是，当高泌乳素（PRL）血症性闭经患者产后，在孩子断奶后半年，应去医院复查。若血 PRL 仍高，仍然闭经，则应再次服溴隐亭，使月经恢复。此时应采取避孕措施（工具避孕较好，因为避孕药也有升高血 PRL 水平的作用，不宜选用），以免再孕。

溴隐亭价格很贵，长期服用一般患者也许承受不起。就高 PRL 血症能否自然痊愈，不服药是否安全的问题在这里向患者作一个简单地解释。有研究资料报道，垂体 PRL 瘤中，7% ~ 11% 可自然痊愈，

4% ～ 11% 瘤体增大。因此，若在医生指导下每隔半年至一年复查一次，一旦出现瘤体增大再服药也未尝不可。如果有条件还应争取服药，因为长期闭经易使妇女骨骼中骨量丢失加速，而引起骨质疏松症。服药时也应按照医生嘱咐定期复查血 PRL 水平，若血 PRL 水平已正常，也有月经来潮，则可逐步将溴隐亭用量减少到最低维持量，甚至可试停用观察。这样既收到疗效，也节约了药费开支。有一些患者仅每日或隔日服药半片即足以维持月经来潮。

究竟需服多久，需视每人病情发展情况决定。溴隐亭使 PRL 瘤退化后，CT 检查常表现为空泡蝶鞍。这种退化改变维持长时间后，也可能不再复生，此时即可停药而痊愈。但多数患者停药后又闭经，只能用小剂量溴隐亭维持。患者维持量的确定要因人而异，从治疗的患者当中，有的人仅隔日服半片即能按时月经来潮，有的人每天服用1 片也仍不能按时行经，这就需要医患之间密切合作，经常交流一下用药后的反应与表现，以为正确使用溴隐亭提供一些参考依据。

经行骤止可采用哪些简易疗法

发生本病以后，无须过于紧张，首先将病因排除而后可斟酌选用下列简便易行的治疗方法。

（1）中成药

①小柴胡丸，每服 9g，日服 3 次（适用于热入血室者）。

②温经丸，每服 6g，日服 3 次（适用于寒凝冲任者）。

③调经活血片，每服 5 片，日服 3 次（适用于气滞血瘀者）。

④七制香附丸，每服 6g，日服 3 次（适用于气郁血虚者）。

⑤十二温经丸，每服 9g，日服 2 次（适用于寒凝血瘀者）。

（2）简便验方

①小茴香、艾叶各 12g，香附、莪术、川牛膝、淫羊藿各 10g，红花 6g，水煎服（适用于寒凝冲任者）。

②小茴香 15g，生姜 20g，鸡血藤 12g。水煎服。

③大青盐 500g，川椒、小茴香、莪术各 30g。炒热后熨小腹部（适用于寒凝血瘀者）。

④益母草 30g，香附 15g，荔枝核 12g，川芎、当归、桃仁、红花、枳实各 10g。水煎服（适用于气滞血瘀者）。

⑤柴胡、香附、莪术、白芍各 10g，青皮、陈皮各 12g，甘草 6g。水煎服（适用于肝郁气滞者）。

（3）饮食疗法

①益母草 60g，红糖 30g。水煎代茶饮（适用于血瘀阻滞者）。

②生姜 15g，大枣 10 枚，红糖适量。代茶饮。

③当归 30g，生姜 20g，肉桂、大茴香各 3g，羊肉 200g。炖熟后食肉喝汤。

④小茴香 30g，生姜 20g，肉桂 15g，黄酒 1000ml。煮数沸后去渣，每服 20 ～ 30ml，日服 2 ～ 3 次（适用于寒凝冲任者）。

⑤柴胡、郁金、青陈皮各 10g。煎煮后放入红糖适量代茶饮（适用于肝郁气滞者）。

⑥香附 20g，川芎 15g，黄酒 500ml。制法与用法同上（适用于气滞血瘀者）。

中医怎样诊疗席汉综合征

席汉综合征的主要临床表现为产时失血过多，或出现血脱气亡，昏厥不醒。日后阴道分泌物减少而干涩，腋毛、阴毛脱落而稀少，乳房萎缩，泌乳不足或无乳，性欲减退，经闭不行。神疲乏力，记忆力减退，表情淡漠，喜静怕扰，畏寒肢冷，形体羸瘦，面色无泽。舌淡而瘦小，苔薄，脉沉细迟。治宜补肾填精，养血益阴。首选治疗本病的方药为北京刘奉五老先生创制的"四二五合方"（处方由四物、二仙汤和五子衍宗丸组成。熟地、牛膝、仙灵脾各 12g，枸杞子 15g，当归、白芍、覆盆子、菟丝子、五味子、车前子、仙茅各 9g，川芎 3g）。方中可加黄芪 15g，党参 12g，以补气；亦可配用紫河车、鹿茸等血肉有情之品，以助药力。口干渴，五心烦热者加丹皮、龟板、鳖甲以清退虚热；形寒肢冷，大便溏泄，尿清长者加干姜 6g，肉苁蓉、补骨脂各 12g，以温中健脾；头晕耳鸣者加女贞子 12g，天麻 10g，以益阴潜阳。

如果患者长期煎药有困难的话，可以将所服药改制成丸剂，以冀缓慢收效。亦可选择以下的简易治疗方法。

（1）中成药

①全鹿丸，每服 6g，日服 3 次。

②参茸卫生丸，每服 6g，日服 3 次（适用于肾虚精亏者）。

③六味地黄丸，每服 6g，日服 3 次（适用于肝肾不足者）。

④五子衍宗丸，每服 6g，日服 3 次（适用于肾阳不足者）。

⑤胎盘片，每服 4 片，日服 3 次（适用于精血不足者）。

⑥人参归脾丸，每服 6g，日服 3 次（适用于气血不足者）。

⑦薯蓣丸，每服 6g，日服 3 次（适用于兼有风邪者）。

（2）简便验方

①紫河车粉 6g，水冲服，每日 3 次（适用于肾精亏虚者）。

②枸杞子、淫羊藿、肉苁蓉各 12g。水煎服（适用于肾气不足者）。

③当归 20g，益母草 30g，丹参 15g。水煎服（适用于血虚而有瘀者）。

④黄芪 50g，当归 30g，茜草 20g，肉桂 6g。水煎服（适用于气

血不足者）。

（3）饮食疗法

①淫羊藿、肉苁蓉、熟地各 50g，黄酒 1500ml。煮数沸后去渣，每服 30 ~ 50ml，日服 2 ~ 3 次（适用于肾阳不足者）。

②枸杞子 30g，代茶饮，每日 1 次（适用于肾精不足者）。

③人参 10g，代茶饮（适用于气虚明显者）。

④黄芪、黑豆各 50g，肉桂 10g，生鸡 1 只。煮熟后食肉喝汤（适用于肾气虚者）。

⑤鸡血藤 15g，猪瘦肉 150g。二味共炖，加入适量调味品，食肉喝汤，每日 1 次，5 天为 1 疗程（适用于血虚明显者）。

⑥丹参 50g，黄芪 75g，母鸡 1 只。炖鸡时放入此二味中药。以喝汤为主（适用于气血俱虚者）。

崩漏的简易疗法

（1）简便验方

①益母草 30g。水煎服（适用血瘀者）。

②仙鹤草、血见愁、旱莲草各 30g。水煎服（适用于血热者）。

③白芍 15g，香附 12g，生熟蒲黄各 10g。水煎服（适用于气滞

血瘀者）。

④旱莲草、女贞子各 15g，山萸肉、贯众、地榆、生地各 12g。水煎服（适用于肾阴不足者）。

⑤赤石脂、补骨脂各等份。共为细末，每服 3g，日服 3 次（适用于肾气虚寒者）。

⑥槐米、白术各 20g，黄芪、旱莲草、乌贼骨各 30g，甘草 10g。水煎服（适用于脾虚失摄者）。

⑦鹿角霜 15g，泡姜炭 10g，三七 6g。共为细末，每服 3g，日服 3 次（适用于脾肾阳虚者）。

⑧棕榈炭、莲房炭、血余炭各等份。共为细末，每服 5g，日服 3 次。

⑨仙鹤草、生龙牡各 50g，乌贼骨 30g。水煎服（适用于各型患者）。

（2）饮食疗法

①鲜藕取汁，加少许白糖食用（适用于血热妄行者）。

②鲜生地 60g，粳米 100g。煮粥食用（适用于阴虚血热者）。

③生玉米、山药各 50g，粳米 100g。煮粥食用（适用于湿热下注或脾虚湿盛者）。

④山楂 30g，冰糖适量。代茶饮（适用于血瘀者）。

⑤桃仁 6g，乌贼鱼 1 条。煮熟后调味，食肉喝汤。

⑥黄芪 50g，人参 10g，肉桂 3g，生鸡 1 只。煮熟食肉喝汤。

⑦山药、芡实、大枣各 30，莲子 50g，粳米 100g。煮粥食用（适用于脾气虚者）。

⑧猪腰子 1 对，核桃肉、莲子各 50g，续断（包）、桑寄生（包）15g。同炖煮后食肉喝汤（适用于肾虚不固者）。

⑨黄芪、木耳各 15g，藕、黑豆各 30g、瘦猪肉 100g。做汤食用（适用于脾肾不足者）。

（3）针灸疗法

①体穴。出血量多者取神阙、隐白。艾灸 20 分钟。一般 10 分钟后血即见少。

三阴交、足三里，阴陵泉、关元、中极、血海、肾俞、脾俞、太冲、水泉、气海。每次取 3 ~ 4 穴针刺，根据病机之不同选用补泻手法。

②耳穴。子宫、内分泌、皮质下、脾、肾、肝、卵巢。每次取 2 ~ 3 穴针刺，或用埋针治疗。

治疗崩漏的中成药

（1）十灰丸，每服 6g，日服 3 次（适用于血热者）。

（2）固经丸，每服 9g，日服 3 次（适用于阴虚血热者）。

（3）荷叶丸，每服 9g，日服 3 次（适用于血热或阴虚火旺者）。

（4）龙胆泻肝丸：每服 6g，日服 2 次（适用于肝胆湿热者）。

（5）益母丸，每服 6g，日服 2 次（适用于血瘀者）。

（6）震灵丸，每服 9g，日服 2 次（适用于气滞血瘀者）。

（7）乌金丸，每服 6g，日服 3 次（适用于肝气郁滞者）。

（8）崩漏丸，每服 6g，日服 3 次（适用于肝肾阴虚者）。

（9）全鹿丸，每服 9g，日服 2 次（适用于脾肾阳虚者）。

（10）人参归脾丸，每服 6g，日服 2 次（适用于脾气虚而不摄者）。

（11）补中益气丸，每服 6g，日服 3 次（适用于气虚下陷者）。

（12）金匮肾气丸，每服 6g，日服 3 次（适用于肾阳不足者）。

（13）妇血宁，每服 5 片，日服 3 次。

（14）云南白药，每服 0.3g，日服 3 次（上药各型均可使用）。

🚹 经间期出血可用哪些简便方法治疗

（1）中成药

①知柏地黄丸，每服 6g，日服 2 次。

②二至丸，每服 6g，日服 3 次（适用于肾阴不足者）。

③荷叶丸，每服 6g，日服 3 次（适用于阴虚血热者）。

④龙胆泻肝丸，每服 6g，日服 2 次。

⑤八正合剂，每服 20ml，日服 2 ～ 3 次（适用于湿热蕴结者）。

⑥止血片，每服 3 片，日服 3 次（适用于血瘀阻滞者）。

⑦云南白药，每服 0.3g，日服 3 次（适用于各型患者）。

（2）简便验方

①三七粉。每服 1g，日服 3 次。

②马鞭草 30g。水煎服（适用于血瘀阻滞而出血者）。

③生地 30g，茜草 15g。水煎服（适用于阴虚血热出血者）。

④地锦草、薏苡仁各 30g，黄柏 12g。水煎服。

⑤白茅根 30g，水煎服（适用于湿热蕴结冲任而出血者）。

（3）饮食疗法

①鲜生地 60g，粳米 60g。煮粥食用。

②枸杞 30g，女贞子、元参各 15g。代茶饮（适用于肾阴不足者）。

③赤小豆、苡仁各 30g，粳米 60g。煮粥食用（适用于湿热蕴结者）。

④益母草 60g，鸡蛋 2 枚。同煮熟后吃蛋喝汤（适用于血瘀阻滞者）。

⑤鲜小蓟 60g。做汤服用（各型均可使用）。

（4）针灸疗法

①体穴。血海、三阴交、阴陵泉、关元、肾俞、膀胱俞、太溪、气海、脾俞。每次取 3 ～ 4 穴针刺。

②耳穴。子宫、卵巢、内分泌、肾、膀胱。每次取 2 ~ 3 穴针刺，或王不留行籽贴压。

月经忽断忽行怎样辨证治疗

妇女行经，忽断忽行，迁延数日可自尽者，称为"月经忽断忽行"。本病当与"漏下"相区别，后者为持续出血，量少不断，迤逦不能自止。

经来忽断忽行，时有时无，既不同于月经骤止，又有异于崩中漏下，究其病因，多以气机不利或瘀血阻滞为患。

本病辨证以月经量、色、质为主，结合伴随出现的症状加以分析，以明辨病之虚实。治疗则分别针对不同的病机而采取相应的措施，并酌情参入理气通经之品，以助经血顺利而下。

（1）气滞血瘀。情怀不舒，肝气郁结，血行不畅，瘀滞胞宫，使血行不利而忽断忽行。经来忽断忽行，经量或多或少，血块多，经色黯，小腹胀痛或绞痛。胸胁胀满，乳房胀痛，嗳气频作。舌黯或有瘀点，苔薄白，脉弦涩。治宜行气活血调经。首选方药为血府逐瘀汤。桃仁、牛膝各 12g，当归、生地、赤芍、枳壳各 10g，川芎、柴胡各 6g，桔梗、甘草各 3g。腹痛重者加元胡 15g，荔枝核 12g，以理气止痛。伴有瘀血者加丹皮 15g，黄柏、知母各 10g，以凉血清热；

伴有寒凝者加乌药、艾叶各 10g，以温煦冲任。

（2）气虚不运。素体脾气不足，中气虚弱，经行脾气益虚，运血无力，故经行排泄不畅，忽断忽行。经来忽断忽行，经量时多时少，经色淡而质稀。面色萎黄，神疲乏力，腹满纳差，大便溏稀。舌淡胖，苔薄白，脉虚弱无力。治宜补气助运调经。首选方药为八珍益母汤。熟地 24g，当归、白药、党参各 12g，白术、茯苓各 10g，川芎、甘草各 6g，益母草 20g。大便溏稀者加山药、扁豆各 15g，以健脾祛湿；出血量多者加仙鹤草、炒地榆各 15g，以止血；冲任虚寒者加小茴香、艾叶各 12g，以温暖冲任；小腹痛者加乌药 12g，香附 10g，以行气止痛。

参考方药：芪术调经汤（《辨证录》）。人参、三七各 9g，黄芪、当归、生地各 15g，白术 18g（适用于气阴两虚而兼气滞者）。

怎样治疗"功血"

许多器质性疾病如子宫肌瘤、流产、生殖道创伤、子宫肌腺症、血液病等也会引起月经量多，医生通过验血、盆腔 B 超、子宫碘油造影等检查来发现上述器质性疾病。

每次月经量过多会造成患者贫血、体力不支、精神不振，需要积极治疗。常用的药物如下。

（1）抑制前列腺素合成的药物。如氟芬那酸每次 0.2g，每日 3 次。

（2）抑制纤维蛋白溶解系统的药物。如氨甲苯酸 0.2 ~ 0.4g，置入 5% 葡萄糖液内稀释后，静脉注射，每日 2 ~ 3 次。

（3）使内膜萎缩的药物。即大剂量合成孕激素口服，如炔诺孕酮、甲羟孕酮等。剂量应先大，血停后缓慢减至小剂量维持。每月连服 22 天。服用大剂量合成孕激素可使子宫内膜萎缩，治疗要在有经验的医生指导下进行。

过去有些中年患者，不再要求生育，因月经过多而切除了子宫，近年来，可在宫腔镜下行内膜切除术。

女孩月经初潮过早如何治疗

女孩 8 周岁以前月经开始来潮者，称为"经来过早"，又称"月经早发"。对于本病要注意区分是否是由于误服避孕药、阴道异物损伤、阴道或子宫的肿瘤及炎症等所致的阴道出血。对于后面这些情况不属经行过早，要针对原因进行治疗。

本病主要是由于阴虚火旺所致。女孩先天禀赋不足、肝肾阴亏、相火妄动、冲任功能失调、经水过早而至。本病多与西医学所指的脑垂体病变、卵巢病变有关，并且与饮食也有一定联系。

主要临床表现为：8周岁以前月经即开始来潮，色红，量或多或少。形体健壮，乳房发育，烦躁易怒，夜卧不安，口干咽燥，午后颧红，盗汗，尿黄，便干，小腹胀痛不适。舌红少津，苔薄白，脉细数。

治则：滋阴降火，凉血止血。

首选方药：知柏地黄汤（《症因脉治》）。知母、黄柏、茯苓、泽泻各6g，生地12g，山药、山萸肉各10g，丹皮9g。

加减：方中可再加女贞子、枸杞子各10g，以滋补肝肾。五心烦热，盗汗者加龟板、鳖甲各10g，以退虚热；血热者加赤芍、元参各6g，以凉血；小腹胀痛不适者加川楝子、枳实各6g，以行气止痛。

参考方药如下。

（1）归芍地黄汤（《症因脉治》）。生地12g，当归、白芍、枸杞子、地骨皮各10g，知母、人参、丹皮各6g，甘草3g（适用于气阴两虚而有热者）。

（2）茜根散（《丹溪心法》）。茜草根、生地各12g，黄芩、阿胶（烊化）、侧柏叶各10g，甘草6g（适用于阴虚火旺，出血量多者）。

女孩月经来潮过晚的简便治法

（1）中成药

①参茸卫生丸，每服 6g，日服 3 次（适用于肾虚精亏者）。

②金匮肾气丸，每服 6g，日服 3 次（适用于肾气不足者）。

③人参归脾丸，每服 9g，日服 2 次（适用于气血不足者）。

④十全大补丸，每服 6g，日服 3 次（适用于气血不足而有寒者）。

⑤龟鹿八珍丸，每服 6g，日服 3 次（适用于肾虚精亏，气血俱虚者）。

⑥妇科养荣丸，每服 6g，日服 3 次（适用于气血不足者）。

⑦子鹿膏，每服 30～50g，日服 2～3 次（适用于肝肾精亏者）。

（2）简便验方

①紫河车粉，每服 10g，日服 3 次（各型患者均可使用）。

②淫羊藿、肉苁蓉、女贞子各 12g，枸杞子 20g。水煎服（适于肾虚精亏者）。

③黄芪 50g，当归 30g，泽兰、鸡血藤各 10g。水煎服（适用于血不足者）。

（3）饮食疗法

①黄芪 50g，当归 15g，生鸡 1 只。煮熟食用（适用于气血不足者）。

②三鞭酒，每服 20ml，日服 2 次（适用于肾气不足者）。

③驴鞭 1 具，仙灵脾、仙茅各 30g。煮熟食用，并喝汤（适用于肾阳不足者）。

④枸杞子 30g。代茶饮（适用于肾精不足者）。

（4）针灸疗法

①体穴。足三里、命门、肾俞、关元、血海、脾俞。每次取 3 ~ 4 穴针刺，用补法，或配用艾灸治疗。

②耳穴。肾、脾、肝、内分泌、子宫、卵巢、神门、脑点。每次取 2 ~ 3 穴针刺，或用王不留行籽贴压。

青春期月经稀发的简便治法

（1）中成药

①鹿胎膏，每服 25g，日服 2 次。

②参茸卫生丸，每服 6g，日服 3 次（适用于肾虚精亏者）。

③六味地黄丸，每服 6g，日服 3 次（适用于肾阴不足者）。

④金匮肾气丸，每服 9g，日服 2 次（适用于肾阳不足者）。

⑤十全大补丸，每服 6g，日服 3 次。

⑥妇科养荣丸，每服 6g，日服 3 次（适用于气血不足者）。

⑦凉膈散，每服 9g，日服 3 次（适用于胃热血燥者）。

（2）简便验方

①紫河车粉，每服 10g，日服 3 次（适用于肾精不足者）。

②紫石英 50g，仙灵脾 15g。水煎服（适用于肾阳不足者）。

③黄芪 50g、枸杞子、桑椹子、鸡血藤各 30g。水煎服（适用于气血不足者）。

④元参 15g，丹皮、生地各 12g，石斛 10g。水煎服（适用于胃热血燥者）。

（3）饮食疗法

①鳖 1 只，枸杞子 50g，肉桂 10g。煮熟食用。

②驴鞭 1 具，仙茅、仙灵脾各 10g。煮熟食用（适用于肾虚精亏者）。

③黄芪 50g，生鸡 1 只。煮熟食用（适用于气血不足者）。

④元参、石斛各 10g。代茶饮（适用于胃热血燥者）。

⑤枸杞子 30g。代茶饮（各型均可使用）。

青春期经乱的简易疗法

（1）中成药

①金匮肾气丸，每服 6g，日服 3 次（适用于肾气不足者）。

②六味地黄丸，每服 9g，日服 2 次（适用于肾阴不足者）。

③人参归脾丸，每服 6g，日服 2 次（适用于心脾两虚者）。

④人参健脾丸，每服 9g，日服 2 次（适用于脾气亏虚者）。

⑤逍遥丸，每服 6g，日服 2 次（适用于肝郁脾虚者）。

（2）简便验方

①当归、党参各 12g，熟地、黄芪各 15g，白芍、香附各 10g，川芎、甘草各 6g，肉桂 3g。水煎服（适用于脾气不足者）。

②菟丝子 18g，熟地 15g，巴戟天 12g，当归、旱莲草、白芍、续断各 10g。水煎服（适用于肾气不足者）。

（3）饮食疗法

①核桃仁 30g，山药、当归各 10g，狗肉 200g。煮熟食用（适用于肾虚者）。

②黄芪 60g，党参、山药各 30g，生鸡 1 只。煮熟食用（适用于脾虚者）。

③黑豆 60g，山药 30g，粳米 200g。煮粥食用（适用于脾虚或肾虚者）。

④香附 30g，黄酒 200ml。煮数沸后分两天服用（适用于肝郁者）。

（4）针灸疗法

①体穴。脾俞、肾俞、命门、血海、关元、足三里、三阴交。

每次取 3 ~ 4 穴针刺或艾灸。

②耳穴。内分泌、肝、脾、肾、子宫、卵巢。每次取 2 ~ 3 穴针刺或用王不留行籽贴压。

如何辨证治疗青春期经乱

青春期经乱以虚为主，病累脏器主要为脾肾，临证要根据具体病情，以补其不足为主，灵活施以其他治疗方法。

（1）肾气不足。经期紊乱，经量或多或少，色淡质稀。体质虚弱，面色晦暗不泽，眩晕耳鸣，腰膝酸软，畏寒背冷，小便清长，夜尿频，小腹发凉。舌淡，苔薄白，脉沉迟无力。治宜温肾培元，调补冲任。首选方药为固阴煎。党参 12g，熟地 15g，菟丝子 18g，山药、五味子各 6g，山萸肉 10g，远志、甘草各 3g。方中可加淫羊藿 12g，巴戟天 10g，续断 15g，以益肾气；若见肾阴亏虚，五心烦热者可酌减助阳之品，配用清退虚火的黄柏、知母、秦艽等，或改用左归饮进行治疗。

参考方药：五子衍宗丸（《医学入门》）：枸杞子、菟丝子各 24g，覆盆子 12g，五味子、车前子各 6g（适用于精气不足者）。

（2）脾气虚弱。经行紊乱，经来后淋漓不净，或数月不行，经量或多或少，色淡质稀。面色萎黄，倦怠乏力，腹胀便溏，食欲不振，身体虚弱。舌淡而胖大，苔白，脉虚弱无力。治宜补气健脾，养血调经。首选方药为六君子汤，方见闭经的辨证治疗。伴有肝气郁滞者加柴胡 6g，白芍、当归、香附各 12g，以养肝血，舒肝气而调经；大便不实者加炒扁豆、炒山药各 15g，苍术 10g，以健脾燥湿；伴有血虚者加熟地 24g，桑椹子 20g，阿胶（烊化）10g，以养血调经。

参考方药：归脾汤（《济生方》）。党参、黄芪、白术、茯神、酸枣仁各 12g，当归、龙眼肉各 10g，远志 6g，木香、甘草各 3g。

室女经来复止可用哪些成药便方调治

（1）中成药

①乌鸡白凤丸，每服 9g，日服 2 次。

②河车大造丸，每服 9g，日服 2 次（适用于肾虚精亏者）。

③龟鹿八珍丸，每服 6g，日服 3 次（适用于肝肾不足，气血亏虚者）。

④知柏地黄丸，每服 6g，日服 2 次（适用于阴虚火旺者）。

⑤凉膈散，每服 6g，日服 2 次（适用于三焦热盛者）。

⑥艾附暖宫丸，每服 9g，日服 3 次（适用于寒湿凝滞者）。

（2）简便验方

①茜草 30g，赤芍 15g。水煎服（适用于实热者）。

②生地 15g，山萸肉、丹皮、益母草各 12g。水煎服（适用于虚热者）。

③大黄、黄柏、枳壳各 3g，生地、赤白芍各 6g。共为细末，每服 3g，日服 3 次（适用于下焦实热者）。

④紫河车、菟丝子各 15g，淫羊藿、泽兰各 10g。共为细末，每服 3g，日服 2 次（适用于肾精亏虚者）。

⑤艾叶、鸡血藤各 30g。水煎服（适用于寒湿凝滞者）。

（3）饮食疗法

①鳖 1 只，瘦猪肉 100g。煮熟食用。

②鲜生地 60g，粳米 100g。煮粥食用（适用于虚热者）。

③茜草、元参各 15g。代茶饮（适用于实热者）。

④白鸽 1 只，鳖 1 只。煮熟食用（适用于肝肾不足者）。

⑤枸杞子、核桃肉、山药各 50g，粳米 200g。煮粥食用（适用于肾精不足者）。

⑥艾叶 50g，鸡蛋 6 枚。煮熟后去皮再煮 30 分钟，每次 1 枚，每日 3 次。

⑦附子 6g，肉桂、川椒、大茴香各 10g，羊肉 200g。做汤食用。

⑧生姜 20g，大枣 50g，红糖适量。代茶饮（适用于寒湿凝滞者）。

（4）针灸疗法

①体穴。三阴交、阴陵泉、中极、太冲、血海、命门、关元。每次取 3 ~ 4 穴针刺，或配用艾灸。

②耳穴。子宫、肝、肾、内分泌、卵巢。每次取 2 ~ 3 穴针刺，或用埋针治疗。

如何用简易方法治疗运动性闭经

（1）中成药

①七制香附丸，每服 6g，日服 3 次（适用于血虚血瘀者）。

②妇科调经片，每服 4 片，日服 3 次（适用于气滞不行者）。

③调经活血片，每服 5 片，日服 3 次（适用于血瘀者）。

④乌金丸，每服 9g，日服 2 次（适用于伴见五心烦热者）。

（2）简便验方

①鸡血藤 30g。水煎服（适用于血虚血瘀者）。

②香附　益母草各 15g。水煎服（适用于气滞血瘀者）。

③黄芪 15g，当归、白芍、龙眼肉、生地、香附各 12g，合欢花 30g。水煎服（适且于气血俱虚者）。

（3）饮食疗法

①地龙 10g 为末，黄酒冲服，每日 2 次（适且于兼见热象者）。

②香附 30g，黄酒 500ml。煮数沸去渣，每服 30ml，日服 2 次（适用于气滞明显者）。

③益母草煮鸡蛋食用（适用于兼有血瘀者）。

（4）针灸疗法

①体穴。血海、中极、内关、三阴交、肝俞、期门、膈俞、太冲。每次取 3～4 穴针刺。

②耳穴。子宫、肝、内分泌、神门。每次取 2～3 穴针刺。

怎样辨证治疗激经

本病以肾气不足，脾失统摄为主，兼有阴虚火旺之证。临证要结合出血的量、色、质以及伴随出现的症状加以辨别。治疗时以固护胎元为先，酌加固涩收敛之剂，并应中病即止，以免有损伤胎元之虞。

（1）脾肾两虚。怀孕早期仍按月行经，量少色淡，质清稀。困倦乏力，腰膝酸软而凉，面色晦暗，精神不振，带下量多，小便频数，舌淡红，苔薄，脉沉弱。治宜补肾健脾，固冲止血。首选方药为寿胎丸（《医学衷中参西录》）。菟丝子 15g，桑寄生、续断各 12g，

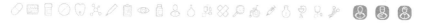

阿胶（烊化）10g。方中可配用黄芪 12g，鹿角霜、杜仲各 10g，以固摄冲任；加棕榈炭、炒地榆各 12g，以固冲止血；小便频数者加益智仁、覆盆子各 10g，以温肾固涩。

参考方药：胎元饮（《景岳全书》）。人参、当归、陈皮、甘草各 6g，杜仲、熟地、白术各 12g，白芍 10g（适用于脾虚兼见血虚者）。

（2）阴虚火旺。妊娠早期仍按月行经，经量少，色红，质稠。头晕目眩，颧红潮热，或五心烦热，盗汗，腰膝酸软，口干咽燥。舌红少津或有裂纹，苔少或花剥苔，脉滑数或细数。治宜滋阴降火，凉血止血。首选方药为保阴煎。生地、熟地各 15g，白芍 12g，山药、川断、黄芩、黄柏各 10g，甘草 6g。方中可再加苎麻根 10g，旱莲草 12g，以凉血止血；五心烦热者加地骨皮、元参各 12g，龟板 10g，以清退虚热。

参考方药：凉胎饮（《景岳全书》）。生地 24g，白芍 12g，炒白术、黄芩、当归、石斛各 10g，茯苓、枳壳、甘草各 6g（适用于兼脾虚气滞者）。

激经的简易方药

（1）中成药

①知柏地黄丸，每服 6g，日服 2 次。

②孕妇清火丸，每服 6g，日服 2 次（适用于阴虚火旺者）。

③滋肾育胎丸，每服 5g，日服 3 次。

④保胎丸，每服 9g，日服 2 次（适用于脾肾不足者）。

（2）简便验方

①生地、旱莲草各 12g，黄芩 6g。水煎服（适用于阴虚火旺者）。

②菟丝子 15g，续断、杜仲各 12g，升麻炭、白术、黄芩各 10g。水煎服（适用于脾肾不足者）。

③桑寄生、续断、杜仲、鹿角霜各 10g。水煎服（适用于肾气不固者）。

（3）饮食疗法

①黑豆、续断各 30g，糯米 60g。煮粥服。

②白术、川续断各 10g，菟丝子 15g。煮鸡食用（适用于脾肾不足者）。

③山药、苡米各 60g，粳米 100g，大枣 30g。煮粥服用（适用于脾气不足者）。

④苎麻根 10g，代茶饮（适用于阴虚火旺者）。

⑤生地 60g，糯米 200g。煮粥食用。

⑥鲜藕取法饮用（各型均可使用）。

流产后闭经可用哪些简易方药治疗

（1）中成药

①妇科调经片，每服 4 片，日服 3 次。

②乌金丸，每服 9g，日服 3 次（适用于气滞血瘀者）。

③乌鸡白凤丸，每服 9g，日服 3 次。

④龟鹿八珍丸，每服 6g，日服 3 次（适用于冲任虚损者）。

⑤少腹逐瘀丸，每服 6g，日服 3 次。

⑥艾附暖宫丸，每服 9g，日服 3 次（适用于寒凝胞宫者）。

（2）简便验方

①香附 10g，鸡血藤、茜草各 12g。水煎服。

②佛手、川芎各 30g。水煎服（适用于气滞血瘀者）。

③黄芪 30g，补骨脂、巴戟天、泽兰各 10g。水煎服。

④续断、党参各 12g，桑寄生、菟丝子各 18g，香附 6g。水煎服（适用于冲任虚损者）。

⑤艾叶、益母草各 15g，茜草 6g。水煎服（适用于寒凝胞宫者）。

（3）饮食疗法

①茜草粉 6g，黄酒冲服，每日 2 次（适用于气滞血瘀者）。

②益母草煮鸡蛋食用。

③桂圆肉 30g，人参、鸡血藤各 10g，母鸡 1 只。煮熟后食用。

④淫羊藿 50g，枸杞子 100g，黄酒 2000ml。煮数沸后去渣，每服 30 ~ 50ml，日服 2 次（适用于冲任虚损者）。

⑤黄芪 15g，当归、小茴香、生姜各 10g，羊肉 150g。做汤食用（适用于冲任虚损或寒凝胞宫者）。

⑥艾叶、生姜各 10g，红糖 30g。水煎代茶饮（适用于寒凝胞宫者）。

避孕药致经少或闭经的简易治法

（1）中成药

①金匮肾气丸，每服 6g，日服 3 次（适用于肾阳不足者）。

②六味地黄丸，每服 6g，日服 3 次（适用于肝肾阴虚者）。

③人参鹿茸丸，每服 6g，日服 3 次（适用于脾肾不足者）。

④胎盘片，每服 4 片，日服 3 次（适用于精血不足者）。

（2）简便验方

①淫羊藿、肉苁蓉各 12g，鸡血藤 30g，枸杞子 20g。水煎服（适用于精血亏虚者）。

②黄芪 50g，丹参 30g，生熟地各 15g，香附 10g。水煎服（适用于气血不足者）。

③茜草、丹参、党参各 15g，泽兰 10g，鹿角胶、巴戟天、淫羊藿各 12g。水煎服（适用于肾阳不足者）。

（3）饮食疗法

①鳖 1 只，白鸽 1 只，枸杞子 30g。煮熟食用。

②枸杞子 30g，红花 3g。代茶饮（适用于肝肾不足者）。

③淫羊藿 50g，黄酒 1000ml。煮数沸后去渣，每服 30 ~ 50ml，日服 2 次（适用于肾阳有足者）。

老妇行经可用哪些简便方法调治

（1）中成药

①人参归脾丸，每服 6g，日服 3 次（适用于脾虚失摄者）。

②补中益气丸，每服 6g，日服 3 次（适用于脾虚气陷者）。

③金匮肾气丸，每服 9g，日服 2 次。

④右归丸，每服 6g，日服 3 次（上方适用于肾气不足者）。

⑤龟鹿八珍丸，每服 6g，日服 3 次。

⑥补肾益气丸，每服 9g，日服 3 次（上方适用于脾肾不足者）。

⑦妇科养荣丸，每服 6g，日服 3 次（适用于气血不足者）。

（2）简便验方

①黄芪 18g，党参 12g，白芍、泽兰各 10g，香附 6g。水煎服。

②黄芪 60g，炒升麻 10g，乌贼骨 15g。水煎服（适用于脾气不足者）。

③旱莲草、山萸肉、续断各 15g，桑寄生、补骨脂各 20g。水煎服。

④鹿角霜、覆盆子各 12g，续断、菟丝子各 15g。水煎服（适用于肾气不固，血失闭藏者）。

（3）饮食疗法

①黄芪 30g，当归、生姜各 10g，羊肉 200g。做汤食用（适用于脾气不足者）。

②枸杞子 30g，旱莲草 10g。代茶饮（适用于肾阴不足者）。

③黑豆、白果、莲子各 30g，核桃仁 20g，粳米 100g。煮粥食用（适用于肾虚不固者）。

④菟丝子、覆盆子、肉苁蓉、黄芪、当归各 15g，黄酒 1000ml。同煮数沸，再浸七天去渣，每服 30～50ml，日服 2～3 次（适用于各型患者）。

老妇血崩的简易治疗方法

妇女在断经前后出现经血暴下如注者，称为"老妇血崩"。本病多因脾虚失摄与肝肾阴虚所致。以下治疗方法可供选用。

（1）中成药

①人参归脾丸，每服6g，日服3次（适用于脾气亏损，统血无权者）。

②补中益气丸，每服6g，日服3次（适用于脾虚气陷者）。

③二至丸，每服9g，日服3次（适用于肝肾阴虚者）。

④知柏地黄丸，每服6g，日服3次（适用于阴虚火旺、迫血妄行者）。

⑤仙鹤草膏，每服15g，日服3次（适用于各型患者）。

（2）简便验方

①党参30g，艾叶炭、乌贼骨各10g，棕榈炭15g。水煎服（适用于脾虚失摄者）。

②黄芪、苎麻根各30g。水煎服（适用于气虚不摄者）。

③鸡冠花炭、侧柏叶炭各等份。每服3～6g，日服2次。

④地榆炭、黄芩炭、榆树叶炭各等份。每次6g，为末水冲服，或水煎服（适用于阴虚血热者）。

（3）饮食疗法

①人参10g，乌贼骨30g，鸡肉100g。煮熟后食用（适用于脾虚失摄者）。

②老藕 250g，瘦猪肉 30g，银耳 15g。做汤食用（适用与肝肾阴虚者）。

③鲜藕加冰糖拌食。

④鲜小蓟 60g，木耳 20g。做汤食用（适用于各型老妇血崩者）。

治疗经行浮肿的成药便方

（1）中成药

①参苓白术丸，每服 6g，日服 3 次。

②分水散，每服 6g，日服 3 次。

③五皮丸，每服 9g，日服 2 次（适用于脾虚失运而浮肿者）。

④五苓散，每服 9g，日服 2 次（适用于阳虚水肿者）。

⑤金匮肾气丸，每服 6g，日服 2 次（适用于肾阳虚水肿者）。

⑥胃苓丸，每服 6g，日服 2 次（适用于湿滞而浮肿者）。

（2）简便验方

①桃仁、红花、香附各 10g，玉米须 30g。水煎服（适用于气滞血瘀者）。

②白术、茯苓各 15g，薏苡仁 30g，木香 6g。水煎服（适用于脾失健运者）。

③白芍 15g，香附、车前子各 10g，白术、茯苓各 12g。水煎服（适用于肝郁脾虚者）。

④炮附子 10g，生姜皮 15g。水煎服（适用于肾阳不足者）。

⑤白茅根、冬瓜皮各 60g。水煎服。

⑥蝼蛄粉、蟋蟀粉各 1g，水冲服（适用于各型患者）。

（3）饮食疗法

①赤小豆 100g，红枣 10 枚，薏苡仁 15g。煮熟后食用（适用于脾虚湿滞者）。

②黄芪 30g，红枣 10 枚，煮熟后食枣喝汤（适用于脾气虚者）。

③玉米须 30g。代茶饮。

④薏苡仁 50g，粳米 100g。煮粥食用。

⑤冬瓜皮 50g，生姜 10g。做汤服用（各证型均可酌情应用）。

⑥桃仁、陈皮各 10g，鲫鱼 200g。做汤食用（适用于气滞血瘀者）。

第 5 章

康复调养

三分治疗七分养，自我保健恢复早

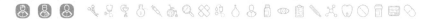

治疗月经病时为何要强调适时用药

绝大多数月经病是呈周期性发作，发病有一定规律。把握住发病规律以后，不同的病机，选择好适宜的治疗时机，对于减轻患者负担，提高治疗效果有其重要意义。

（1）月经来潮前用药。月经是脏腑将有余之精血，凭冲任的调节下注胞宫而来潮。经前静极欲动，以疏达气机，展布阴阳，俾络畅经调为用药大法。在月经来潮之前用药，主要适用于肝气失疏，气机不畅，郁热内阻，阴津不足，气血亏虚，痰湿阻遏等因素而引起的月经病。如月经先期、经行量多、月经过少、痛经及经行诸并发症等。以气滞型痛经为例：本病虽以经行时小腹胀痛为主要临床表现，但绝大多数患者，在月经来潮前数日即感胸胁、两乳及小腹部胀痛，如果在月经来潮前产生上述自觉症状起即开始服用疏肝理气药，使气机调达，经至后可使经水畅行，自能提高疗效，缩短疗程。

（2）月经来潮时用药。行经意味着新的月经周期的开始，此时血海满盈而泄，除旧生新。旧血不去则新血不生，除旧也是为了更好地生新。经期阳畅阴布，经血潮注，以调气活血，通理胞宫，令经水调达为用药大法。在月经来潮期间用药，主要适用于瘀血阻滞，寒凝经脉等因素导致的月经病之属于实证者。如月经过少、经行不畅、经来成块、痛经及诸多经行并发症等。仍以痛经为例。血瘀型痛经，以瘀血阻滞，经行不畅为造成腹痛的主要病机，在经血来潮之时，及时服用活血祛瘀之剂，使瘀血化散、经行畅通，其痛自能减轻或消失。

（3）月经后或期中用药。经后血海空虚，阴血阳气并衰，此刻以虚为主，用药宜滋养精血，培养生气，修复血海之虚；期中阴血渐旺，阳气复苏，用药宜通理气血，交泰阴阳，以促使阴阳转换。在月经接近干净或已经干净后给药，主要适用于由气血亏虚、脾肾不足、冲任虚损等因素而引起的经量过少、经质清稀色淡、经行眩晕、经行失明、经后感冒、经行腰痛、经断前后诸症等月经病。这些月经病以虚为主，多数病程较长，治疗亦较难于几天内尽收全功，故此适宜于在月经后或期中服药。还以痛经为例：气血亏虚型痛经，无论是气虚为主，还是以血虚为主，在月经接近干净后或在期中服用补气养血之剂，使气充血盈，即便是不在月经前或月经期间服用治疗痛经的药物，其痛势也会逐次递减，渐趋向愈。

上述适时用药方法，在具体运用上应是灵活掌握，关键是视病变的病理机制而灵活选择给药时间。一般情况下虚证、寒证宜在经期、经后或平时进补或祛寒；实证、热证宜在临经前或经期给药。

👨‍⚕️ 月经病患者应怎样进行自我调养

调养是指月经病患者，根据自己的实际情况，为了配合治疗所采取的一系列自我调养方法，以利于疾病的康复。

（1）保持心情愉悦。月经病患者精神生活调节的好坏，对病情的发展转归有很大影响。由于患病以后，患者在精神和肉体上都增加了痛苦，有不少患者会产生恐惧与紧张的心理。患者应自己调摄精神，保持心情舒畅，摒除不良心理，特别是在月经来潮之前与经期，更要保持良好的心理状态。否则，精神状态不良可直接影响脏腑气机，使病情加重。即如《素问·汤液醪醴论》中说："精神不进，志意不治，故病不可愈。"

（2）优化生活环境。生活在舒适和谐的环境中，人们的心情则能愉悦，也就有利于疾病的康复。所以优化月经病患者的生活环境，是促使患者早日康复的有效手段。由于月经病患者以家庭治疗居多，除个别急、重症外，很少有住院治疗者。有鉴于此，也就显得优化患者生活环境更为重要。生活环境所包罗的内容较为广泛，诸如家庭的卫生、居室的安排、家人的照料等均属此列。如果患者居住在清洁整齐、温度适宜、阳光充足、空气清新、被褥洁净、幽静舒适的居室里，再加上亲人的热忱照料，对患者身心健康的早日恢复有颇多裨益。

（3）合理调配饮食。饮食可以健身，也可以治病，早在周代我国就有专门的"食医"。《内经》进而强调："毒药攻邪，五谷为养，五果为助，五畜为益，五菜为充，气味合而服之，以补精益气。"这说明在用药的同时配合饮食治疗，即可减少"毒药"对人体的损害，又能"补益精气"，从而提高治疗效果。

合理调配饮食，不仅要注意饮食的数量，而且要对饮食的软硬、冷热、品类等进行选择。脾虚胃弱而造成的月经病，常因进食生冷或进硬食而加重；月经非时而下及衄血之类病证，常因过食辛辣而加重病情等。因此，合理调配饮食，在月经病的调养中具有十分重要的作用。

合理调配饮食的原则是寒证宜温，常用食品为生姜、羊肉、糯米、龙眼肉、胡桃、韭菜子、饴糖等；热证宜凉，常用食物为苦瓜、冬瓜、黄瓜、丝瓜、西瓜、乌梅、山楂、荸荠、蒲公英、茼蒿等；阳虚宜厚味温补，常用食物为胎盘、海参、鱿鱼、虾、淡菜、覆盆子、雄蚕蛾、韭菜子等；阴虚宜淡薄滋养，常用食物为牛奶、牛肉、鸡蛋、猪胰、猪肾、黑鱼、蚕蛹、芝麻、大枣、黄豆、黑豆、黄花菜、木耳、竹笋等。大葱、韭菜、蒜、辣椒等食物，性味均属辛热，少食有健脾通阳功效，可配用于月经病之属于寒证者；各种水果及一些瓜类，性味多偏寒凉，不宜在月经期过多食用。

（4）注意劳逸适度。在当今社会里，妇女和男同志一样，担负着生产劳动和工作的重任，况且还又担负着繁重的家务劳动，常因过度劳累而诱发疾病。过度劳累对健康不利，倘若过度安逸自养，对健康也有害处。有个别的月经病患者，病后只知安逸静养，而不去参加任何劳动，甚至连自己吃饭用过的碗筷也懒于动手洗刷。以上这两种截然不同的调摄方法，都有些偏颇。

比较正确的处理方法是既不要过度劳累，也不宜久逸不劳，应养成良好的生活起居规律。通过适度的劳动，以帮助气血运行，增强机体的抗御能力。

如何护理月经病患者

月经病的护理主要是指患者亲属对患者的护理与照顾，以促使疾病的早日康复。由于月经病患者，除个别急重症之外，较少住院治疗，故对于专业医护人员的护理，在此不作详述。

（1）掌握用药方法。中医治疗月经病多数利用汤剂，汤剂也是中医使用最为广泛的一种剂型，掌握煎药方法与遵医嘱而择时给药，是提高疗效的重要环节。煎药以砂锅与瓷器为佳，药物在煎煮前应先加水浸泡，加水量与煎煮时间则应根据药物的种类与药用部位不同及药物的煎煮时间长短而定。如芳香气薄的砂仁、薄荷、藿香、钩藤等药宜后下，煎一至二沸即可；金石介壳类的龙骨、牡蛎、磁石、石决明、珍珠母、龟板、鳖甲等宜先煎；草本药物宜适量多加点水，金石介壳类药物可适量少加点水等。另外，有些药物不宜直接水煎，如饴糖、蜂蜜宜在煎好后去渣兑入；阿胶、鹿角胶、龟板胶等则宜烊化后兑入煎好的药汁内服用；鹿茸、琥珀、三七等药宜先研成细粉，再用煎剂或温开水冲服等。以上这些药物的具体用法如果不加注意，则可严重影响疗效。

无论使用汤剂，还是使用丸剂、散剂或外用药剂时，都应谨遵医嘱，不得擅自改变剂量与给药时间与方法。

（2）观察药后反应。患者用药以后，应密切观察用药以后的各种反应，尤其是服用峻烈药物以后，更应仔细加以观察。如治疗血瘀型痛经服用有逐瘀功用的药剂后，除应观察患者的疼痛程度的变化外，还要特别注意月经量的改变；又如兼有表证的月经病服用具有发汗作用的药剂后，必须注意观察药后的出汗情况，倘若患者出汗过多则应及时向医生报告，并应注意让患者避风；再如月经非时而下与出血类月经病的患者，患者服药后应密切观察其出血情况，以免因病重药轻或投药过量而产生不良反应。以上所举都应引起接受治疗者及其亲属的高度重视。

需要赘言的是，有许多患者用药以后易于产生恶心呕吐的反应。患者服药后一旦有恶心欲吐的先兆，应先让患者安定休息，给患者少许温开水或糖水漱口，或让患者口含生姜片以止呕。

（3）避免精神刺激。患者病后往往会变的疑虑重重，情绪不稳，稍遇外来刺激则易于引起烦躁恚怒，紧张忧虑，以致影响疾病的顺利治疗。鉴于此，患者亲属应尽量避免对患者的精神刺激，努力创造一个好的疗养氛围。还可以针对患者的内心活动，酌情配合一些必要的心理疏导，以利于疾病的康复。

（4）督促检查治疗。由于受封建观念的影响，有好多女青年发生月经病以后羞于启齿，不愿去求医诊治；还有些已婚妇女，发现月经异常后懒得去医院检查治疗，尤其是那些痛苦不大，而又没有明显自觉症状的月经病，患者多数引不起重视。在这种情况下，作为患者的亲属应督促或陪伴患者尽早去医院检查，以免延误治疗。

如何用饮食疗法调治月经先期

月经先期多数在家庭治疗，较为适宜使用饮食疗法，以下方法可供患者自选。

（1）芹菜连根 120g，粳米 100g。煮粥食用（适用于血热型患者）。

（2）鲜生地、枸杞子各 30g，粳米 100g，白糖适量。煮粥食用（适用于阴虚火旺者）。

（3）泽兰、绿茶各 10g。代茶饮（适用于肝郁化热者）。

（4）山楂 15g，红糖适量。代茶饮（适用于瘀血阻滞者）。

（5）益母草 60g，鸡蛋 2 枚。将鸡蛋煮熟后去壳再同煮数沸，食蛋喝汤（适用于瘀血阻滞者）。

（6）干芹菜 30g。水煎温服，每日 1 剂，经前服用，连服一周（适用于实热月经先期）。

（7）绿茶、红糖各适量，先煮浓茶 1 碗，去渣放入红糖调化后饮服。月经前，每日 2 剂，可连用数天（适用于血热经量偏多者）。

（8）韭菜 150g，羊肝 200g。韭菜洗净切断，羊肝切片，放铁锅内急火炒熟后，佐餐食用。每日 1 剂，月经前可连服 5 ~ 6 剂（用于肝肾不足性月经先期）。

（9）乌骨鸡 1 只（去毛及内脏洗净），党参 20g，炙甘草 10g，当归、熟地、桂圆肉、白芍各 5g。各味洗净装入鸡腹内，入瓷钵旺火蒸 1.5 小时，待鸡烂即可，吃肉喝汤。月经前根据食量，每 1 ~ 2 天 1 剂，可连用 3 ~ 5 剂（适用于气血俱虚者）。

（10）乌骨鸡 1 只，黄芪、当归、茯苓各 9g。乌骨鸡活杀去毛及内脏洗净，药放入鸡腹内缝合，入砂锅内旺火煮烂熟，去药渣后调味，食鸡肉喝汤。月经前，每天1剂，分2次服完，连服3～5剂（适用于气虚性月经先期）。

（11）党参9g，黑豆、红糖各30g。三味一起加水煎汤，至豆烂饮服。月经前每天1剂，可连服6～7剂（适用于气血虚者）。

（12）核桃肉60g，莲子30g，粳米100g。煮粥食用（适用于肾气不足者）。

怎样用食疗法调治闭经

食疗法调治闭经的优势颇大，兹举出几则食疗处方，供闭经患者参考。

（1）鳖1只，鸡1只。煮熟食用（适用于肝肾不足者）。

（2）枸杞30g，兔肉250g。共煮汤，调味服食（适用于肝肾不足者）。

（3）当归、黄芪各30g，生姜60g，羊肉250g。煮熟食用（适用于气血不足者）。

（4）老母鸡1只，木耳30g，红枣15枚。用水煮熟后调味服食（适用于气血不足者）。

（5）红花9g，黑豆90g，红糖60g。水煎代茶饮（适用于肾虚血瘀者）。

（6）益母草30g，青皮、陈皮各15g，红糖适量。水煎代茶饮（适用于气滞血瘀者）。

（7）益母草30g，红糖适量。水煎代茶饮（适用于血瘀者）。

（8）艾叶15g，生姜、川芎各10g，鸡蛋2枚。煮熟食鸡蛋并服汤（适用于寒凝冲任者）。

（9）苡仁30g，炒扁豆、山楂各15g，粳米60g。煮粥食用（适用于痰湿阻滞者）。

（10）淫羊藿、巴戟天各50g，黄酒1000ml。同煮数沸，滤去渣，每服30ml，日服2～3次（适用于肾阳不足者）。

第6章

预防保健

运动饮食习惯好，远离疾病活到老

治疗月经病时为何要重视心理因素

月经病的形成每以情志内伤为主要病因。人的精神情志变化，既是引起疾病的病因，但反过来它又可以转变为治疗疾病的良药。通常医者在临床上，多局限在对"病"的认识上，而忽略了对"情"的理解；以致存在"只治病，不治情"的弊端。事实上，只有对"病"和"情"都进行比较全面细致的分析和了解，其处理才能恰当。中医学十分强调"形神合一"的理论，在整个理论体系中贯穿着心身统一的思想，认为形体和精神是一个统一的整体，对待疾病既要治疗其身病，又要重视心理因素等内在气机变化造成疾病的原因。无论任何原因引起的月经病，无不存在心理上的冲突。所以通过医者劝导，以改善患者的情绪，解除其顾虑和心理冲突，增加对疾病的认识，增强战胜疾病的信心和能力，以达到痊愈的目的，在整个治疗过程中，具有十分重要的地位。《素问·宝命全形论》中强调指出："一曰治神，二曰知养身，三曰知毒药为真"。把治"神"摆到了治疗疾病的首位。在月经病的治疗上，除了服药或施术之外，精神治疗应视为重要的辅助治疗措施。

在临床上，每诊查一个患者以后，宜认真与患者分析病情，紧紧把握住患者的心理特点，正确地运用语言这一思想交流工具，一切从调动患者机体内部的积极因素出发，使患者对疾病有一个正确通达的认识，消除其不必要的消极心理，使患者乐观豁达，心胸畅舒，树立起战胜疾病的信心，从而不致沉溺于苦恼和焦虑之中而不能自拔。这些心理治疗手段，对于缓冲患者的消极反应，有较好的调节作用，并可以消除疾病与精神互为因果而造成的情志病，病伤情、情复致病的"恶性循环"。

值得注意的是，在运用心理治疗时，一定要言谈有度，既要使患者满怀治愈的信心，又要将短期内难以痊愈的事实加以说明。并要注意言谈的科学性、正确性和统一性，还要力争做到言而有信，以保证治疗过程的严肃性。

经期保健应注意哪些问题

（1）清洁卫生。经期要保持外阴清洁，每晚用温开水擦洗外阴，不宜洗盆浴或坐浴，应以淋浴为好；卫生巾、纸要柔软清洁，最好高压消毒（有商品市售）使用；月经带、内裤要勤换、勤洗，以减轻血垢对外阴及大腿内侧的刺激，洗后开水烫一下，并在太阳下晒干后备用；月经垫子宜用消毒纱巾及卫生纸。大便后要从前向后擦拭，以免脏物进入阴道，引起阴道炎或子宫发炎。

（2）调节情志。中医学认为，情志异常是重要的致病因素之一，而精神情绪对月经的影响尤为明显。故经期一定要保持情绪稳定，心情舒畅，避免不良刺激，以防月经不调。

（3）劳逸结合。经期可照常工作、学习、从事一般的体力劳动，可以促进盆腔的血液循环，从而减轻腰背酸痛及下腹不适，但应避免重体力劳动与剧烈运动，因过劳可使盆腔过度充血，引起月经过多、经期延长及腹痛腰酸等；并保证充足睡眠，以保持充沛精力。

（4）饮食有节。月经期因经血的耗散，更需充足的营养；饮食宜清淡温和，易于消化，不可过食生冷，因寒使血凝，容易引起痛经，以及月经过多或突然中断等。不可过食辛辣香燥伤津食物，减少子宫出血。要多喝开水，多吃水果、蔬菜、保持大便通畅。

（5）寒暖适宜。注意气候变化，特别要防止高温日晒，风寒雨淋，或涉水、游泳或用冷水洗头洗脚，或久坐冷地等。

（6）避免房事。月经期，子宫内膜剥脱出血，宫腔内有新鲜创面，宫口亦微微张开一些，阴道酸度降低，防御病菌的能力大减。如此时行房，将细菌带入，容易导致生殖器官发炎。若输卵管炎症粘连，堵塞不通，还可造成不孕症。也可造成经期延长，甚至崩漏不止。因此，妇女在行经期间应禁止房事，防止感染。

（7）勿乱用药。一般妇女经期稍有不适，经后即可自消，不需用药，

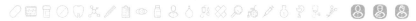

以防干扰其正常过程。若遇有腹痛难忍或流血过多，日久不止者，需经医生检查诊治为妥，不要自己乱投药饵。

（8）做好记录。要仔细记录月经来潮的日期，推算下月来潮日期的情况，便于早期发现月经不调、妊娠等。

怎样预防月经病的发生

中医学一向重视"治未病"。《素问·四气调神论》中说："是故圣人不治已病治未病，不治已乱治未乱，此之谓也。夫病已成而后药之，乱已成而后治之，譬犹渴而穿井，斗而铸锥，不亦晚乎！"强调了未病先防的重要性。预防月经病的发生，应注意以下几个方面。

（1）了解月经生理。月经的出现是一种现象，是人体整体生理变化的一个部分的结果，是女子进入青春期的标志。然而有些女子，由于对月经的出现缺乏了解，往往会产生不必要的恐惧、紧张与害羞等心理变化。这些不良的心理变化过度或持久地作用于机体，则可造成气机紊乱，血行不畅，从而成为月经病之弊端。因此，女子应了解掌握一些有关生理卫生知识，以避免因生理知识匮乏而造成的不良影响。

（2）生活起居有节。《素问·上古天真论》中说："其知道者，法于阴阳，和于术数，饮食有节，起居有常，不妄作劳，故能形与神俱，而尽终其天年，度百岁乃去。"就是说要保持身体健康，就要遵循一定的法度，适应自然环境的变化，在饮食、起居、劳逸等方面要有节制，方可免生疾病。女子由于生理的特殊，在生活起居与劳作方面，要科学合理地安排，不过食生冷，不久居于寒湿之地，不过度劳作和静逸等，尤其是在月经期更需谨慎，尽量避免寒冷刺激、淋雨涉水、剧烈运动和过度精神刺激等。

（3）搞好"五期"保健。"五期"保健是指女子在月经期、妊娠期、产褥期、哺乳期及更年期的卫生保健。在这五个时期，妇女抗御病邪的能力有所降低，易于导致病邪入侵而发病。认真做好"五期"卫生保健，对于预防月经病的发生有着十分重要的意义。其保健措施主要是保持阴部清洁，注意劳逸适度，饮食起居有节，讲究寒温调节，避免情志刺激，节制房室生活等。只要搞好了此"五期"的卫生保健，就可有效地预防月经病的发生。

（4）积极参加锻炼。积极正确地进行身体锻炼，能够增强体质，提高机体抗御病邪的能力。如汉代医学家华佗就早已认识到，体育锻炼能促进血脉流通，使关节流利，气机通畅，可防治疾病，从而创立了"五禽戏"，供世人健身使用。女子经常的参加一些有益的体育锻炼，对于预防月经病的发生也有颇多的裨益。